LIBRO DE COLOREAR PARA ADULTOS

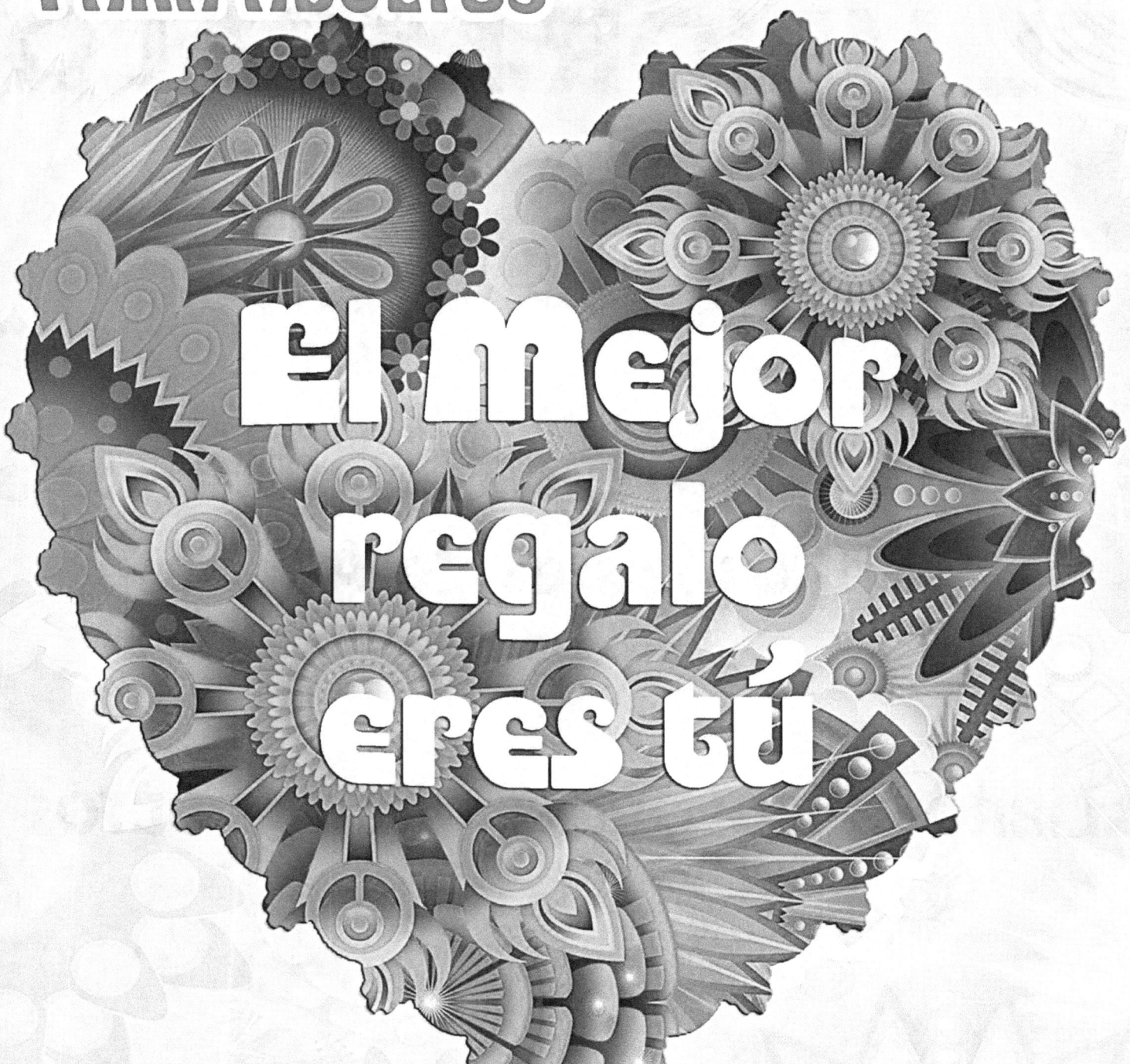

El Mejor regalo eres tú

100 MANDALAS Romanticos y bellas frases de AMOR

EL MEJOR REGALO ERES TÚ

100 MANDALAS Románticos y bellas frases de AMOR

LIBRO DE COLOREAR PARA ADULTOS

Disfrute de este hermoso libro de Mandalas para colorear, con un estilo único de dibujos relajantes de la marca editorial Ryan Avas. Relájese y disfrute mientras colorea nuestro libro "**EL MEJOR REGALO ERES TÚ. 100 MANDALAS Románticos y bellas Frases de Amor. LIBRO DE COLOREAR PARA ADULTOS**", con una variedad de fantásticos mandalas y hermosas frases que darán color a tu inspiración.

Tome sus materiales de dibujo y cree su propia colección de arte. Nuestro libro **EL MEJOR REGALO ERES TÚ,** promete horas de diversión y relajación para coloristas de todas las edades. Este increíble libro de colorear es para ti.

¡Disfrútelo!

Ryan Avas

Edición: Mayo 2021

Autor: Ryan Avas

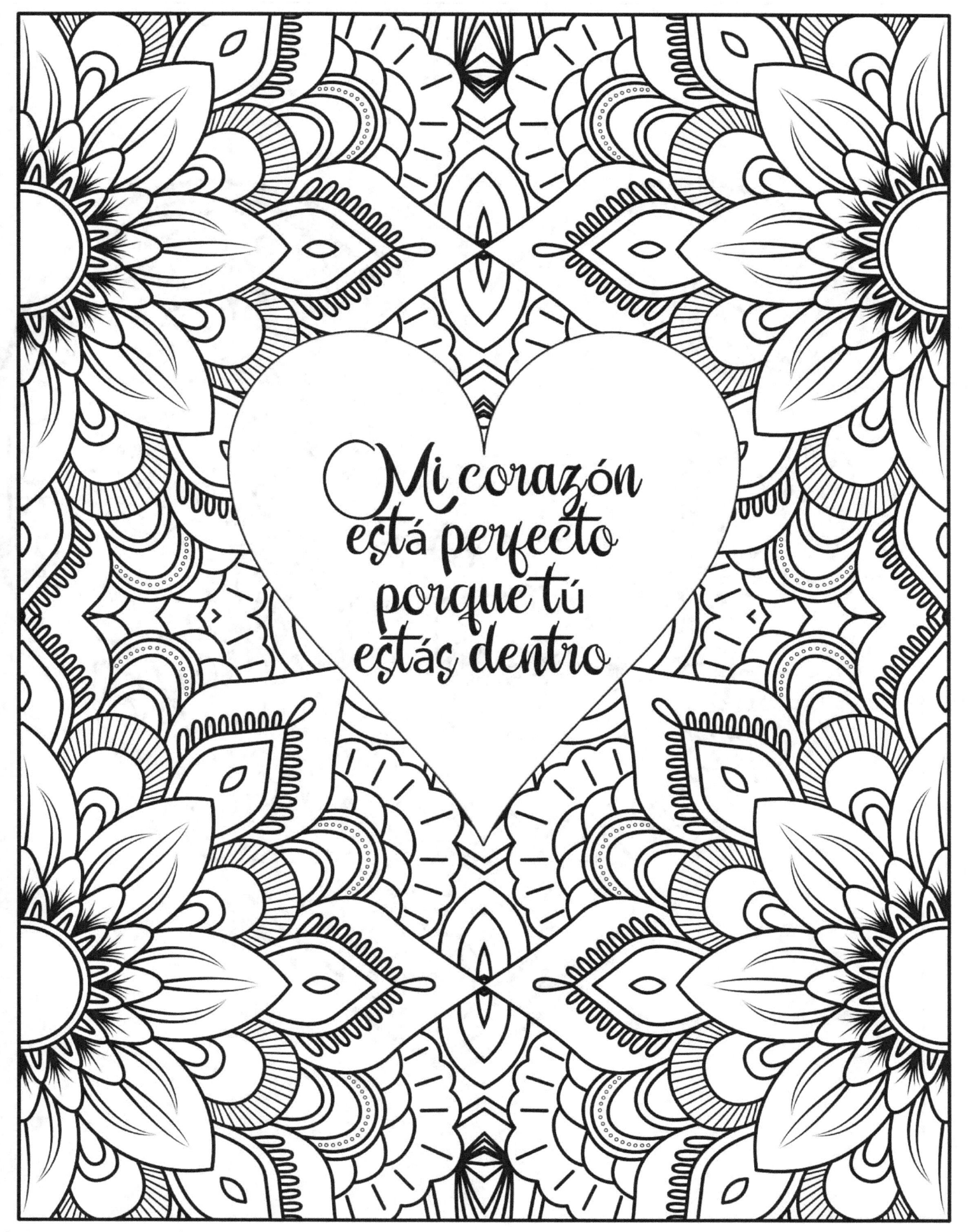

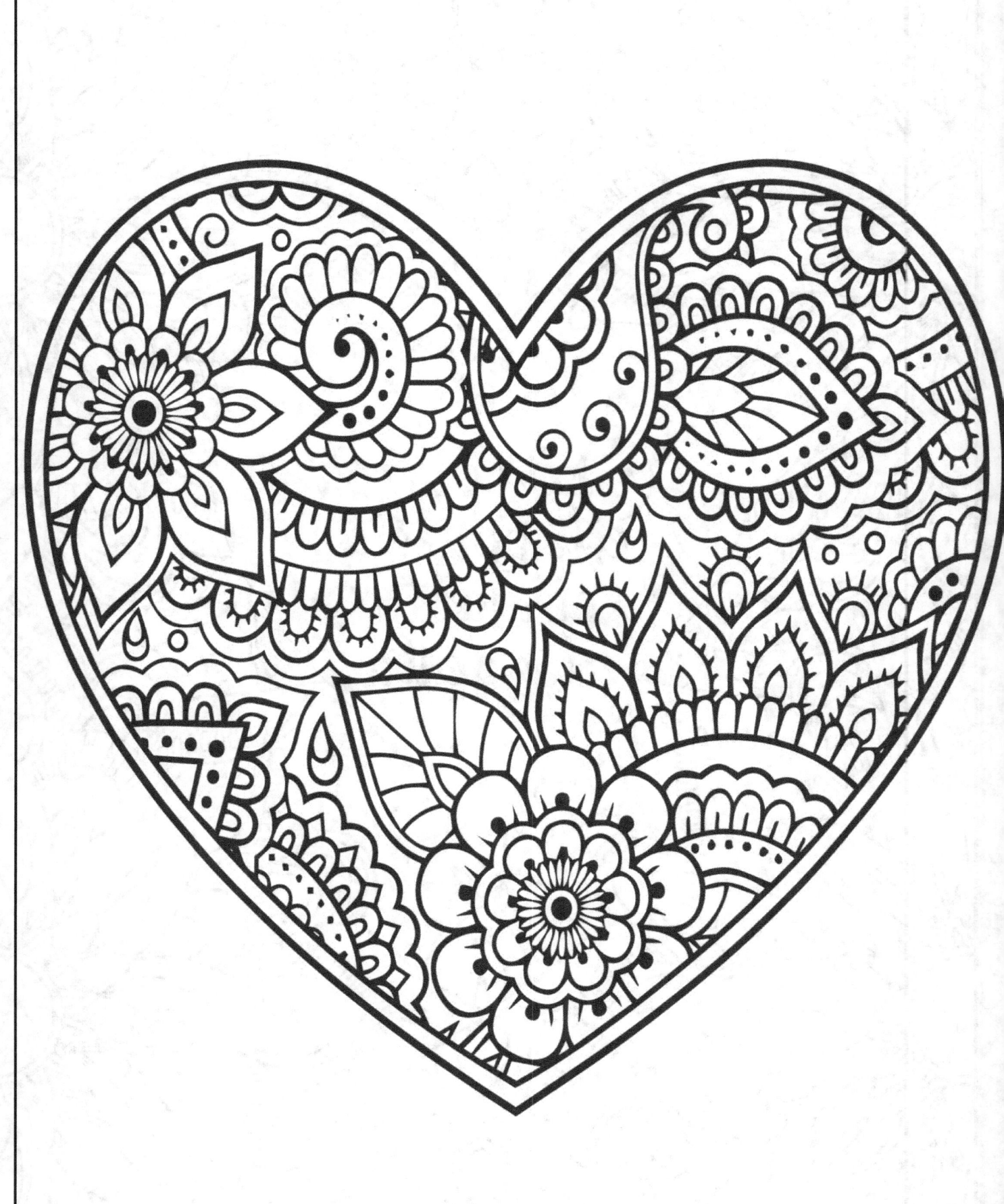

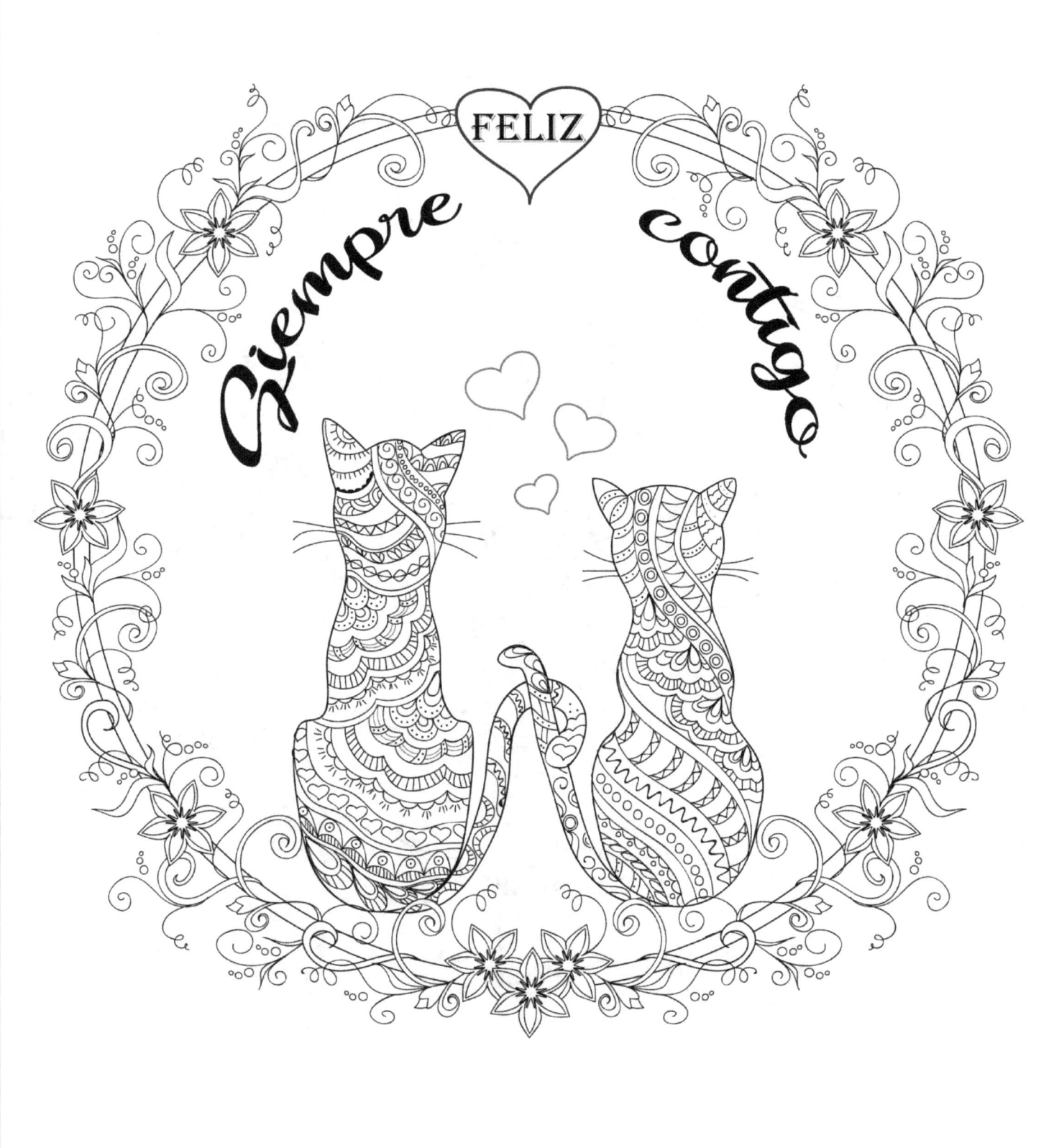

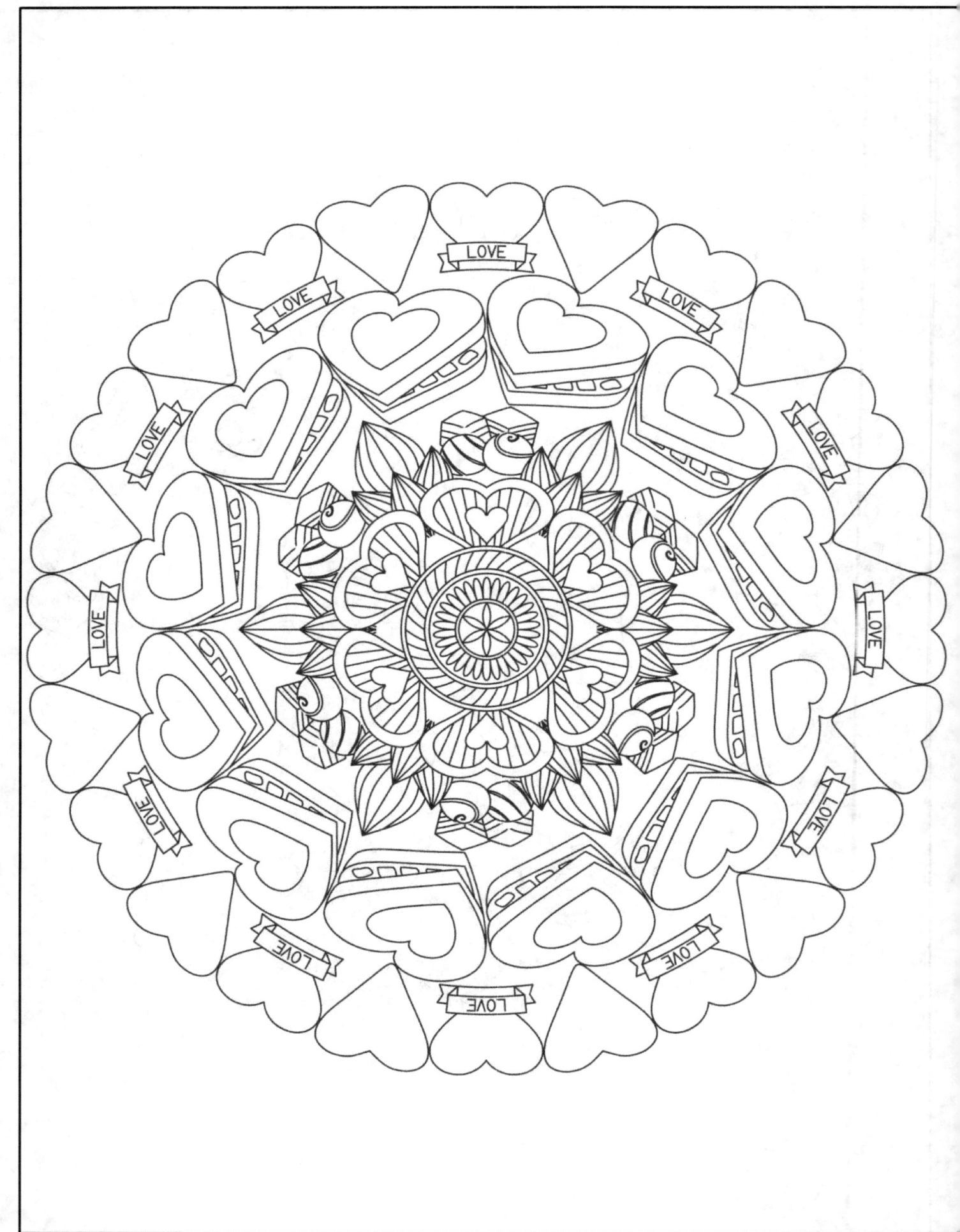

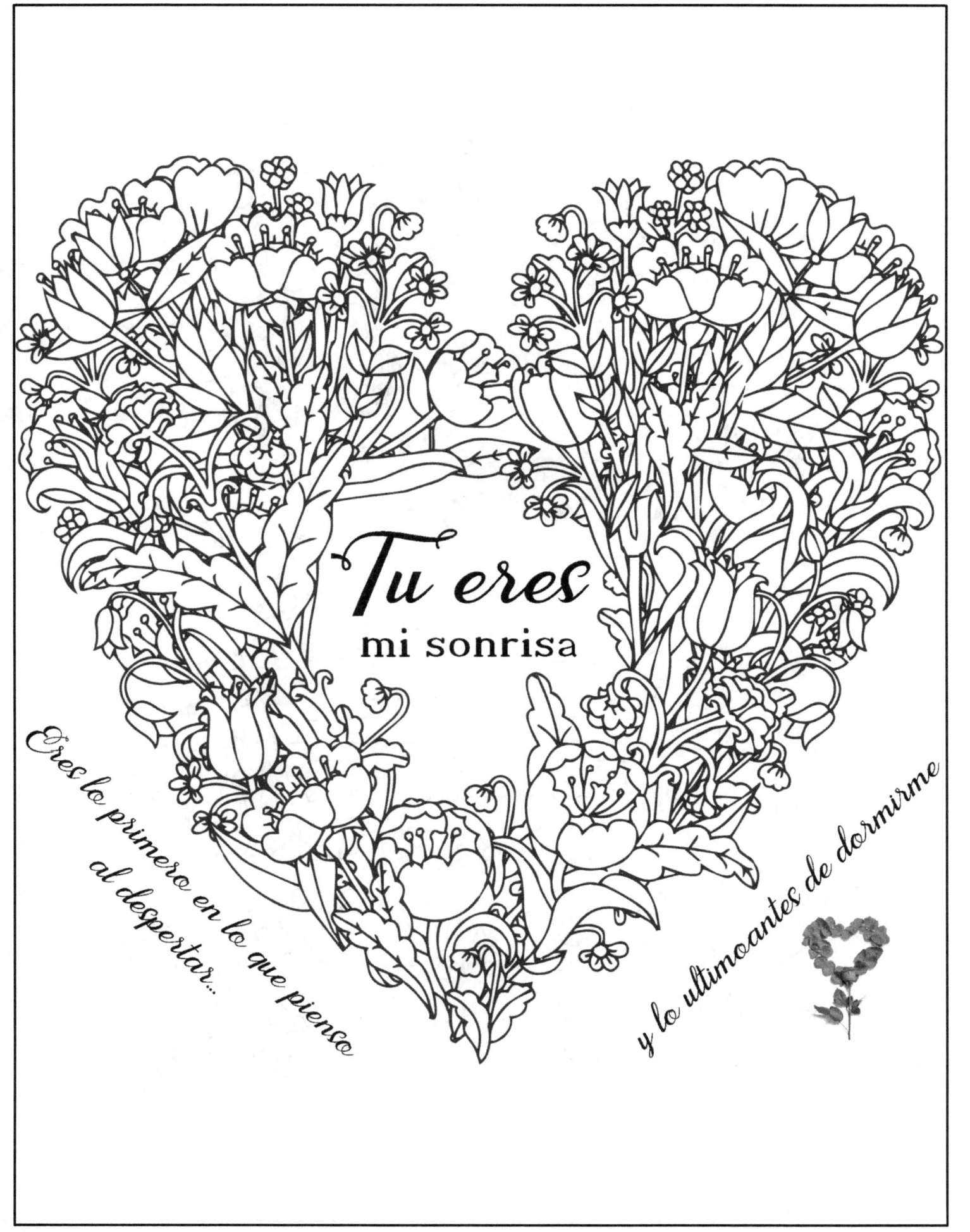

Tu eres
mi sonrisa

Eres lo primero en lo que pienso al despertar...

y lo ultimoantes de dormirme

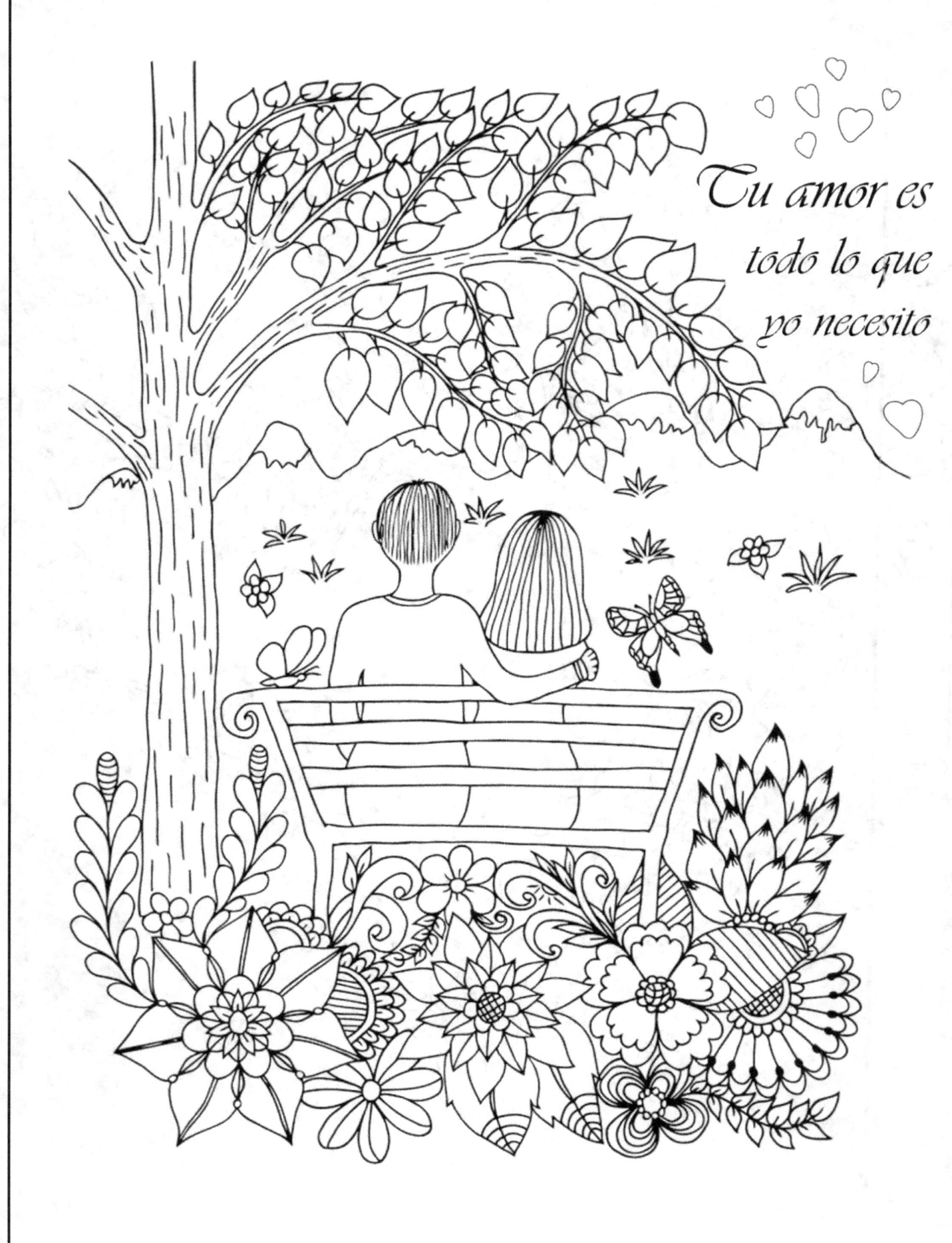

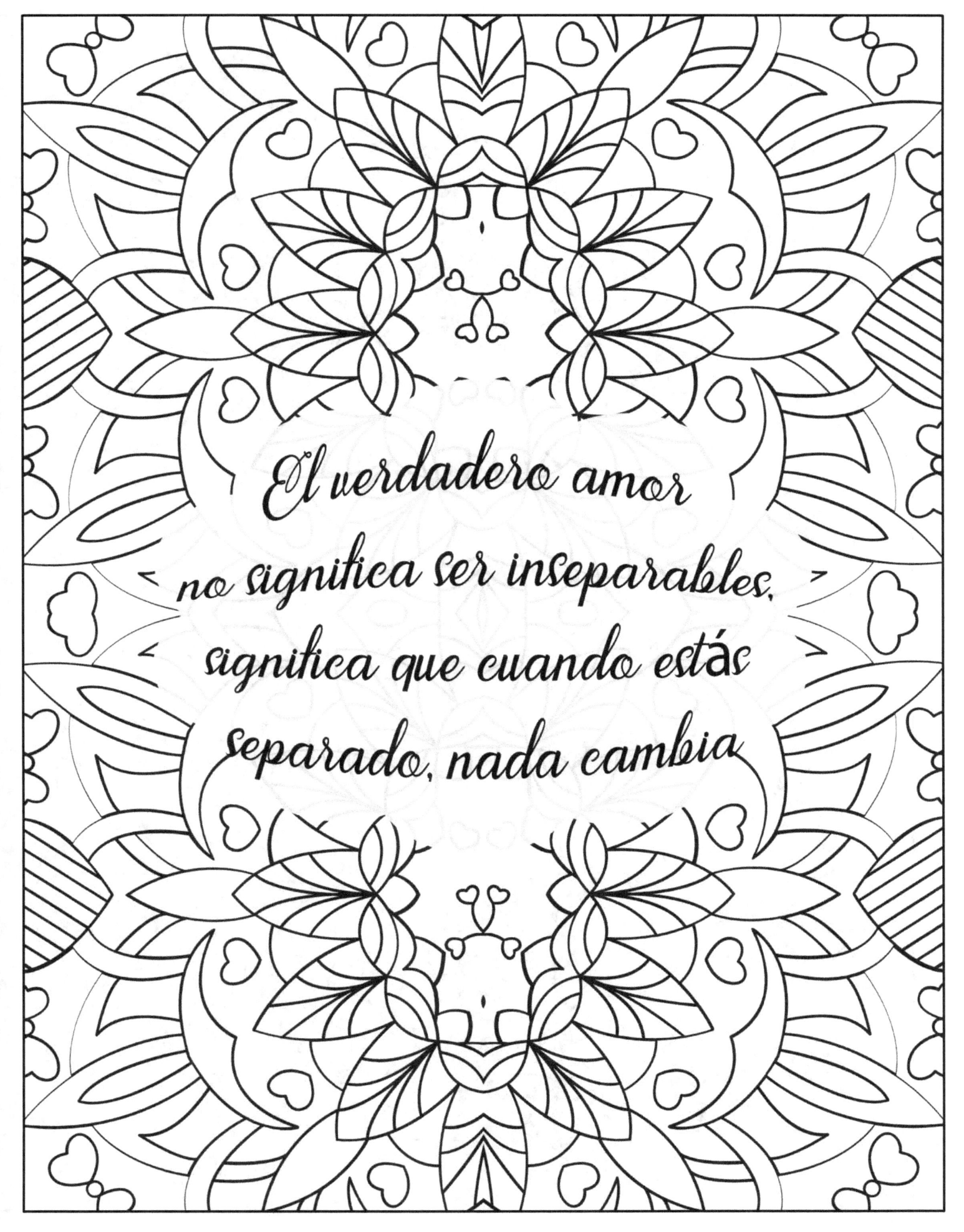

El verdadero amor no significa ser inseparables, significa que cuando estás separado, nada cambia

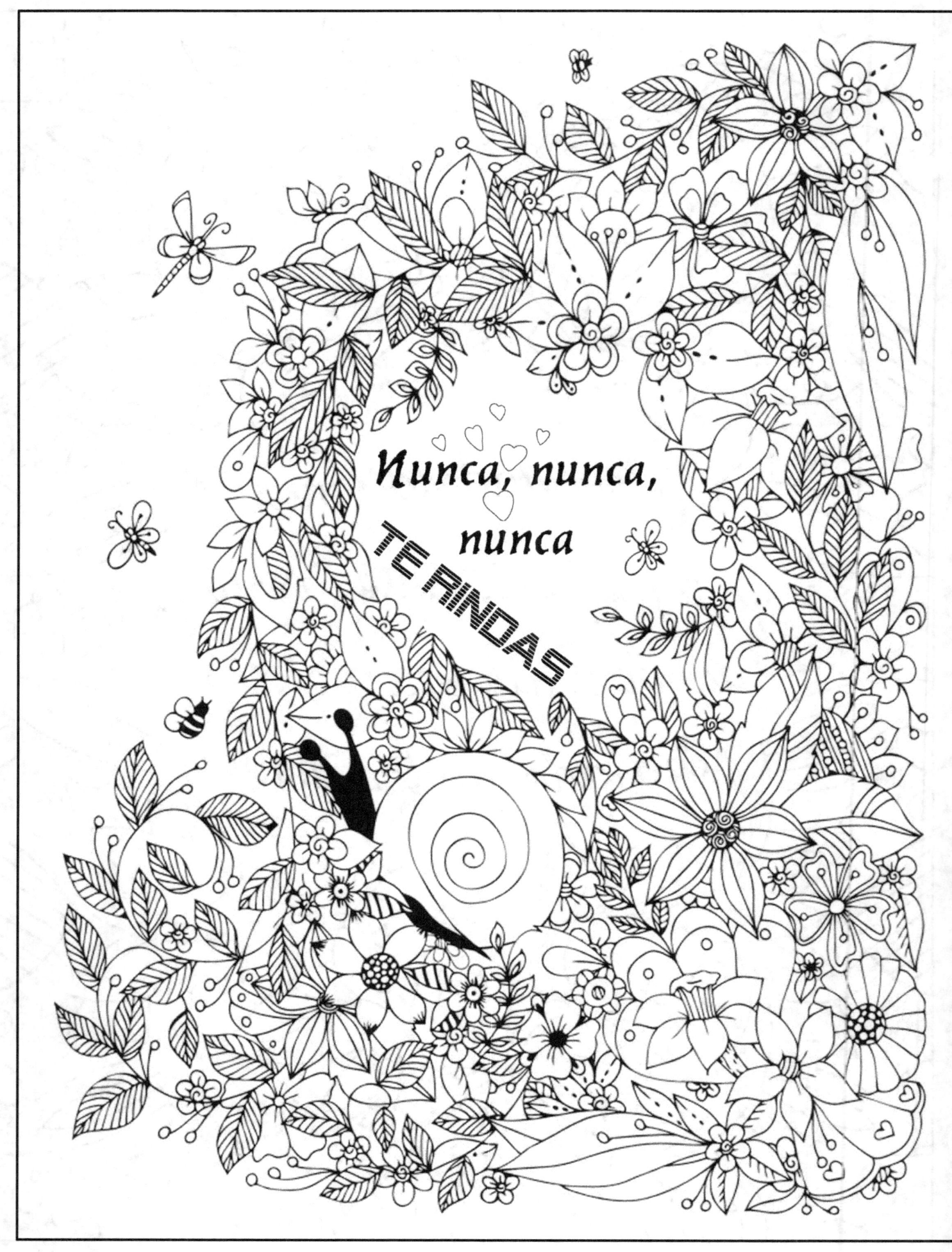

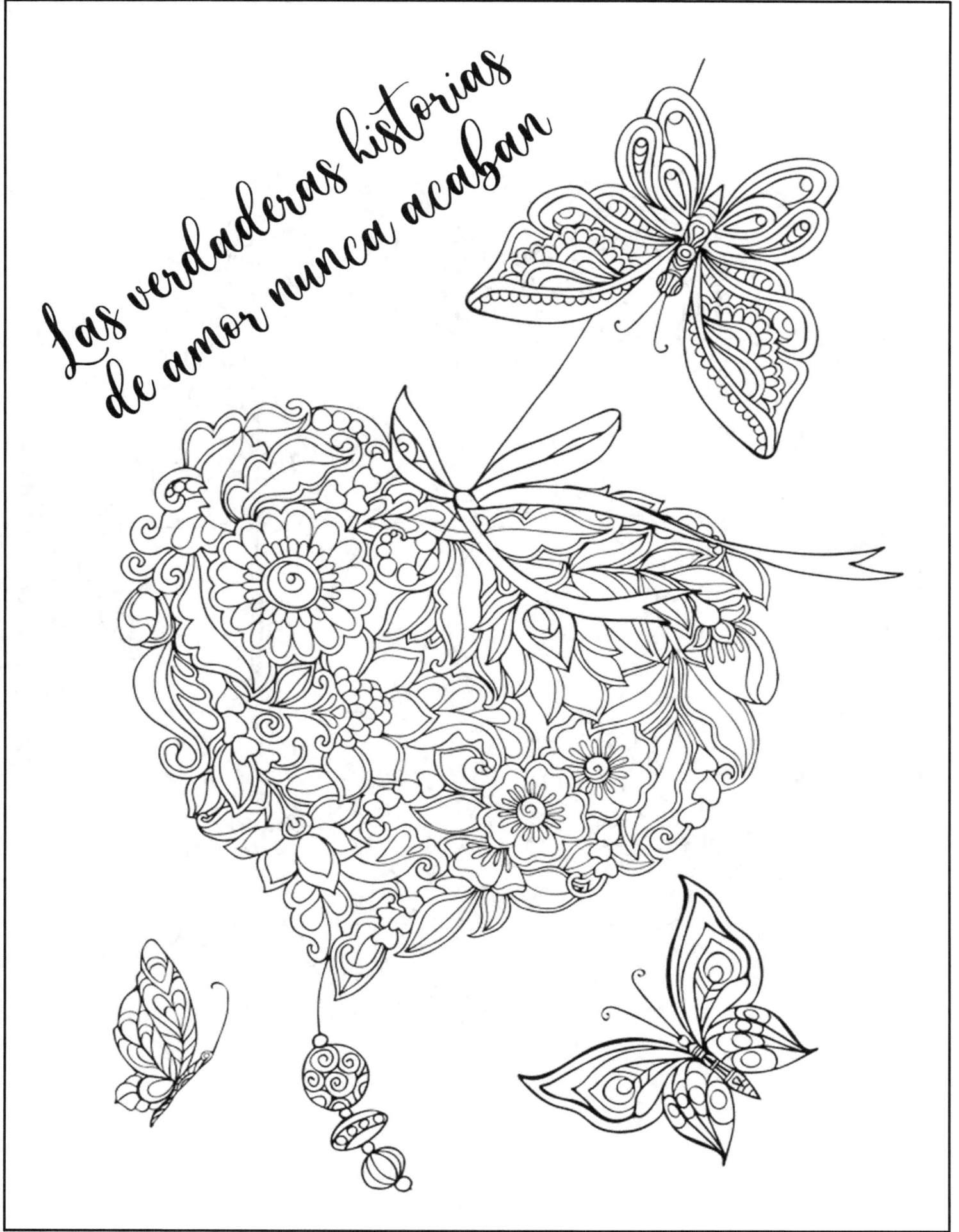

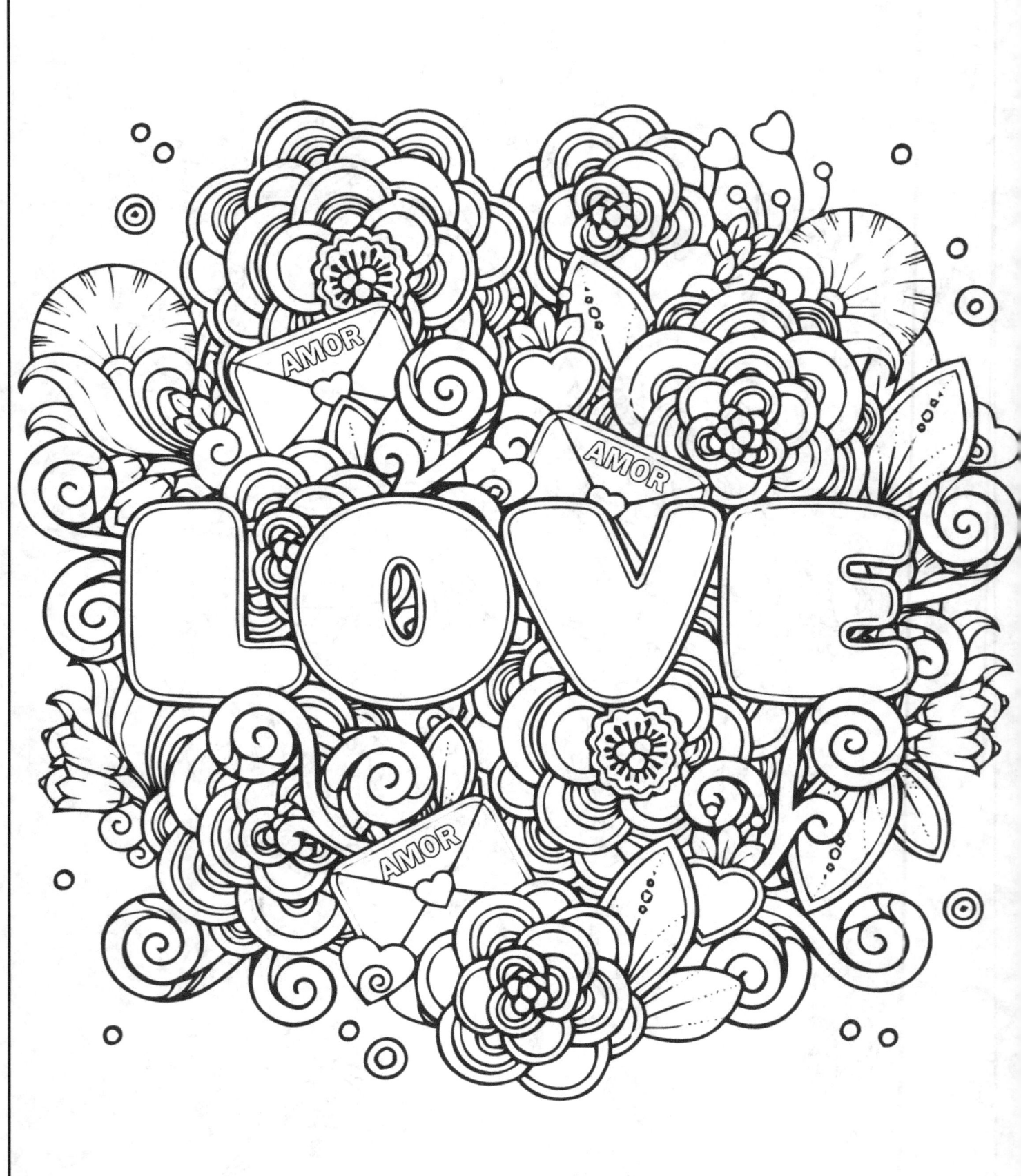

Tu Eres ♥ Todo Amor

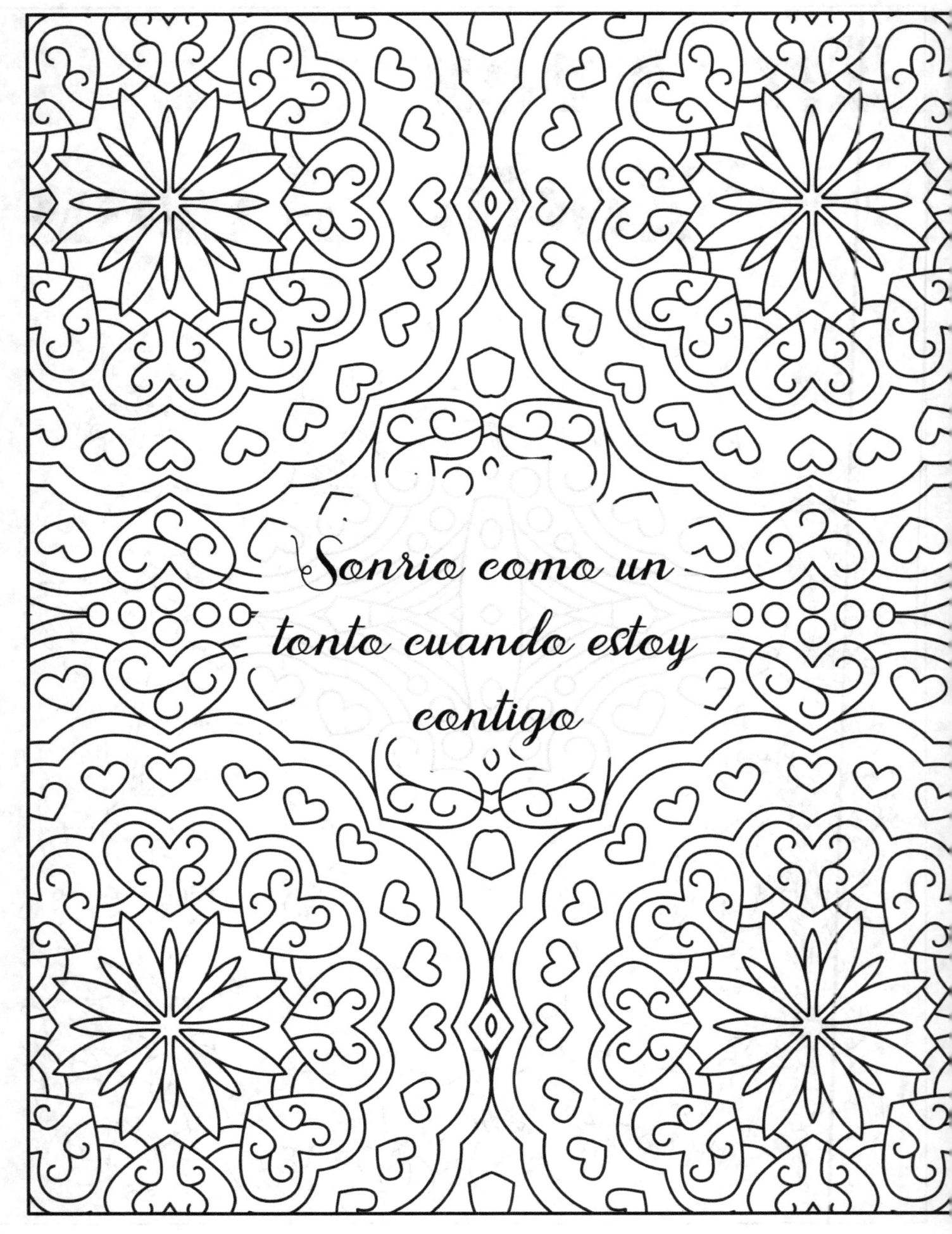

Sonrio como un tonto cuando estoy contigo

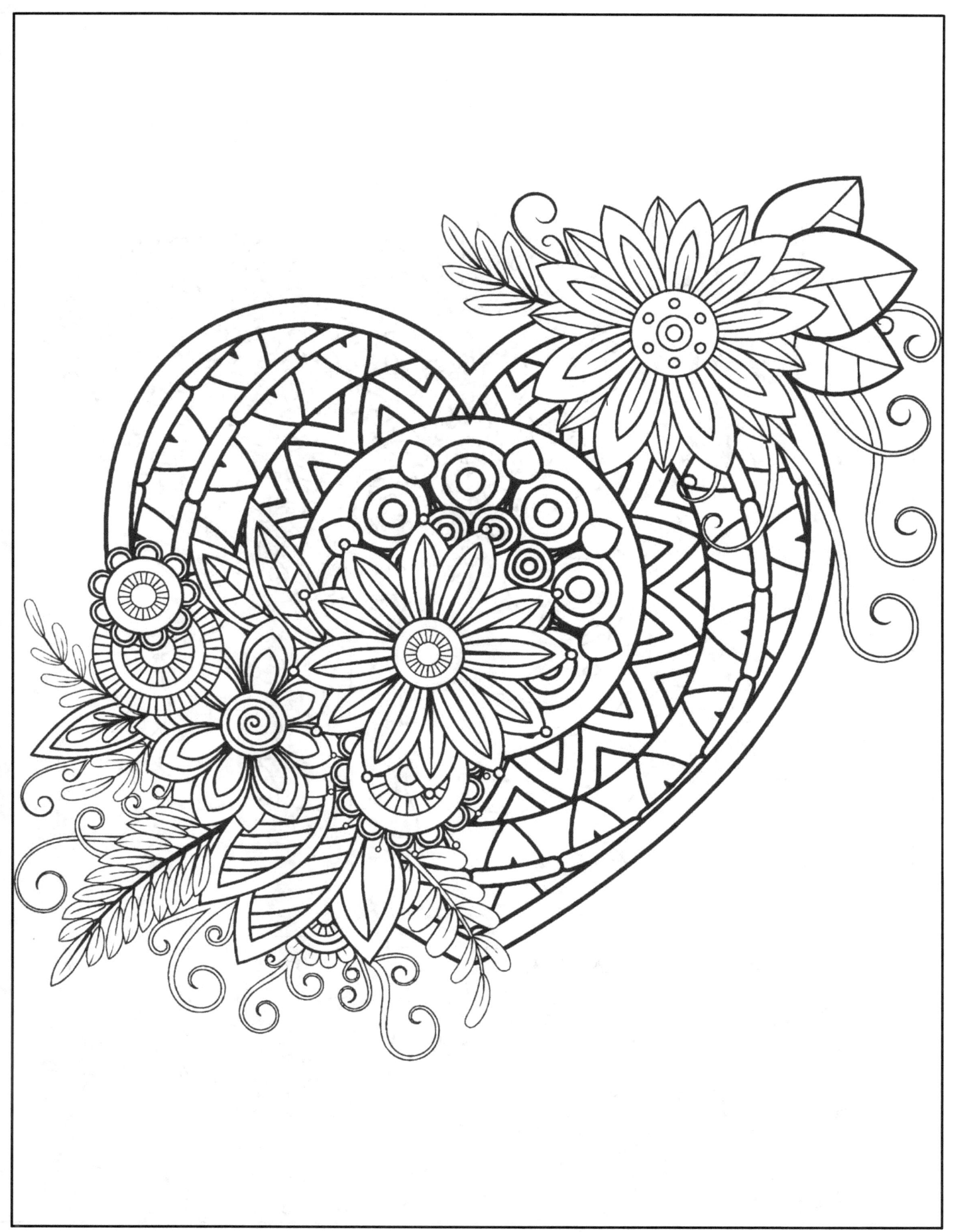

1000 Besos Para Ti

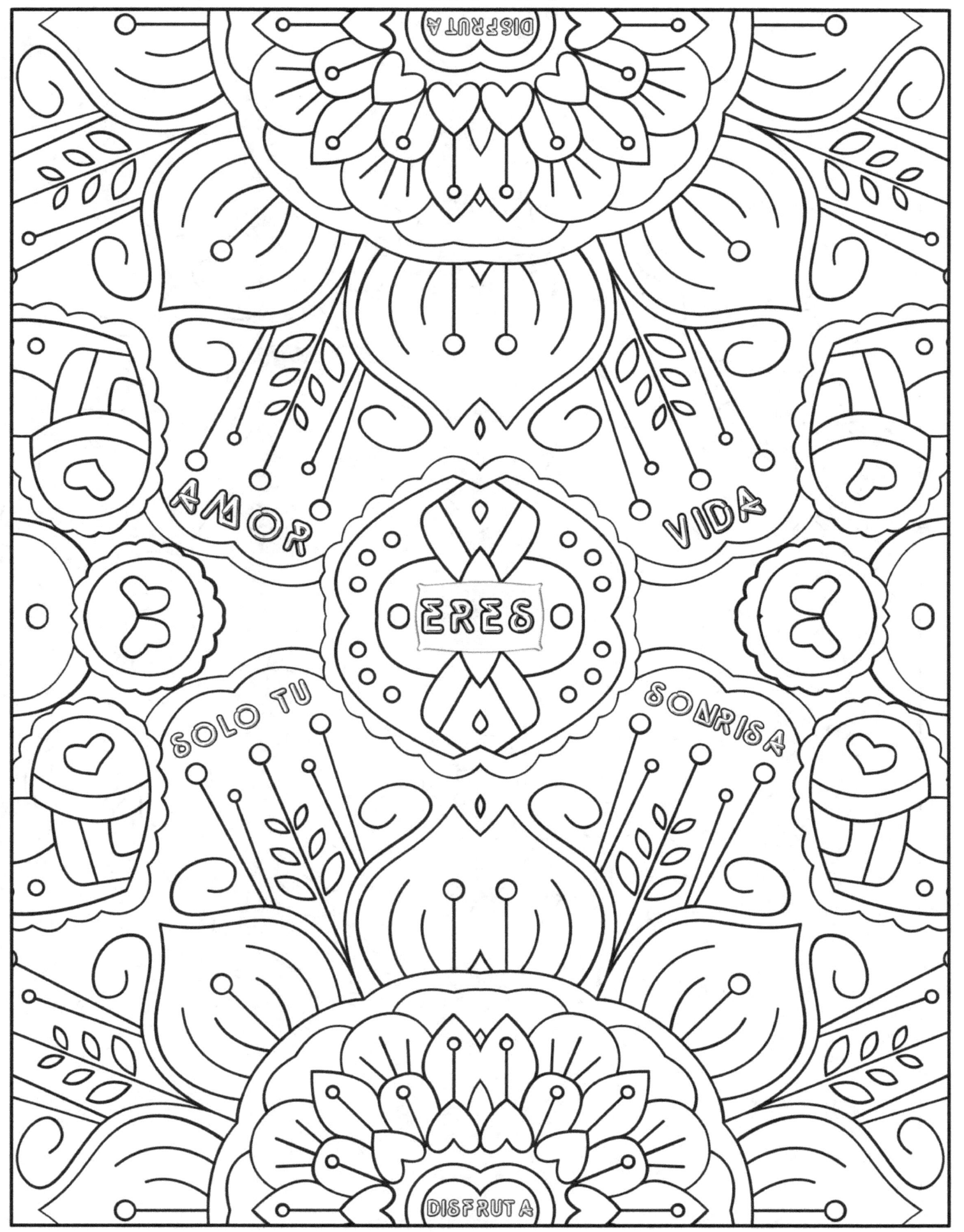

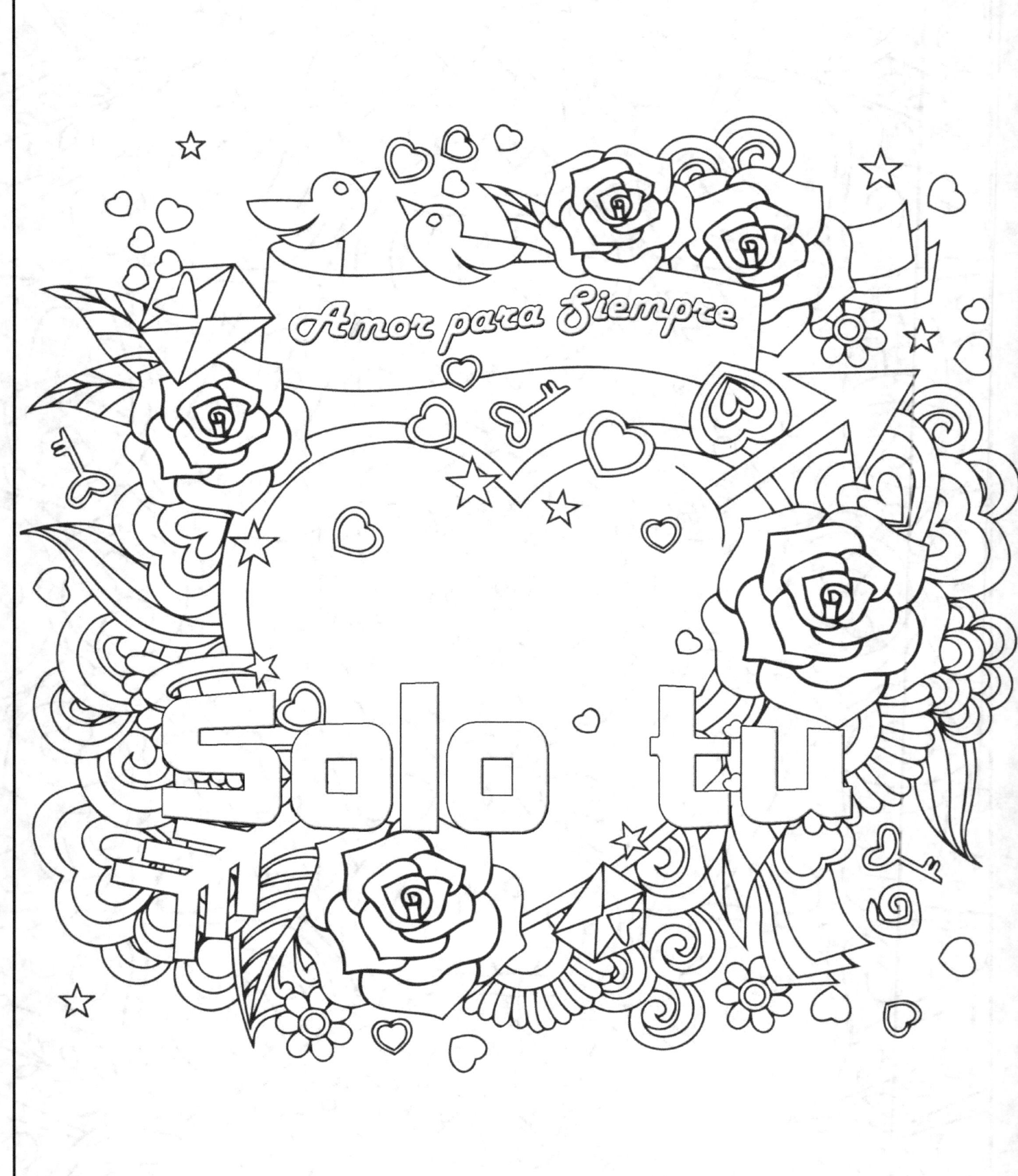

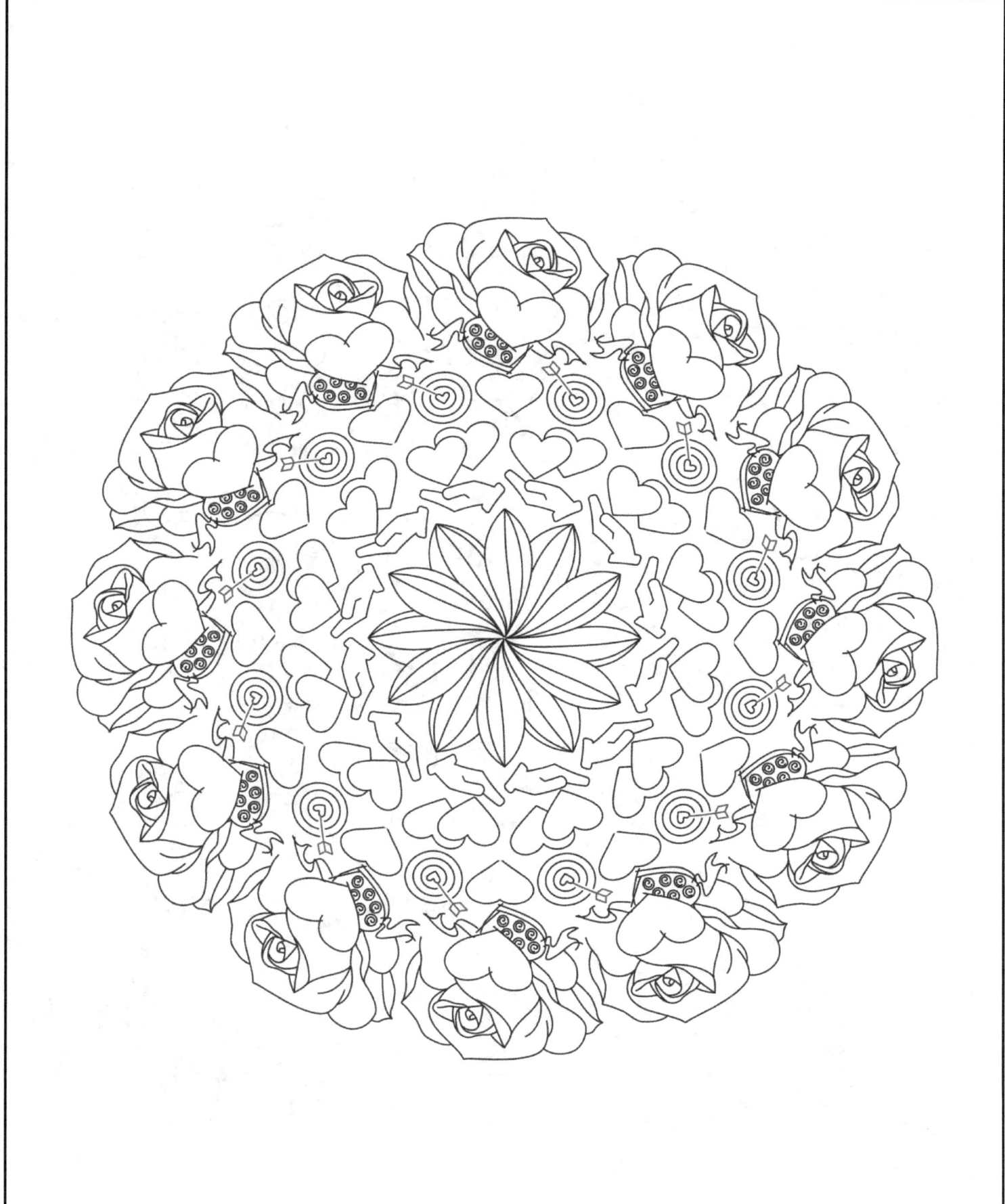

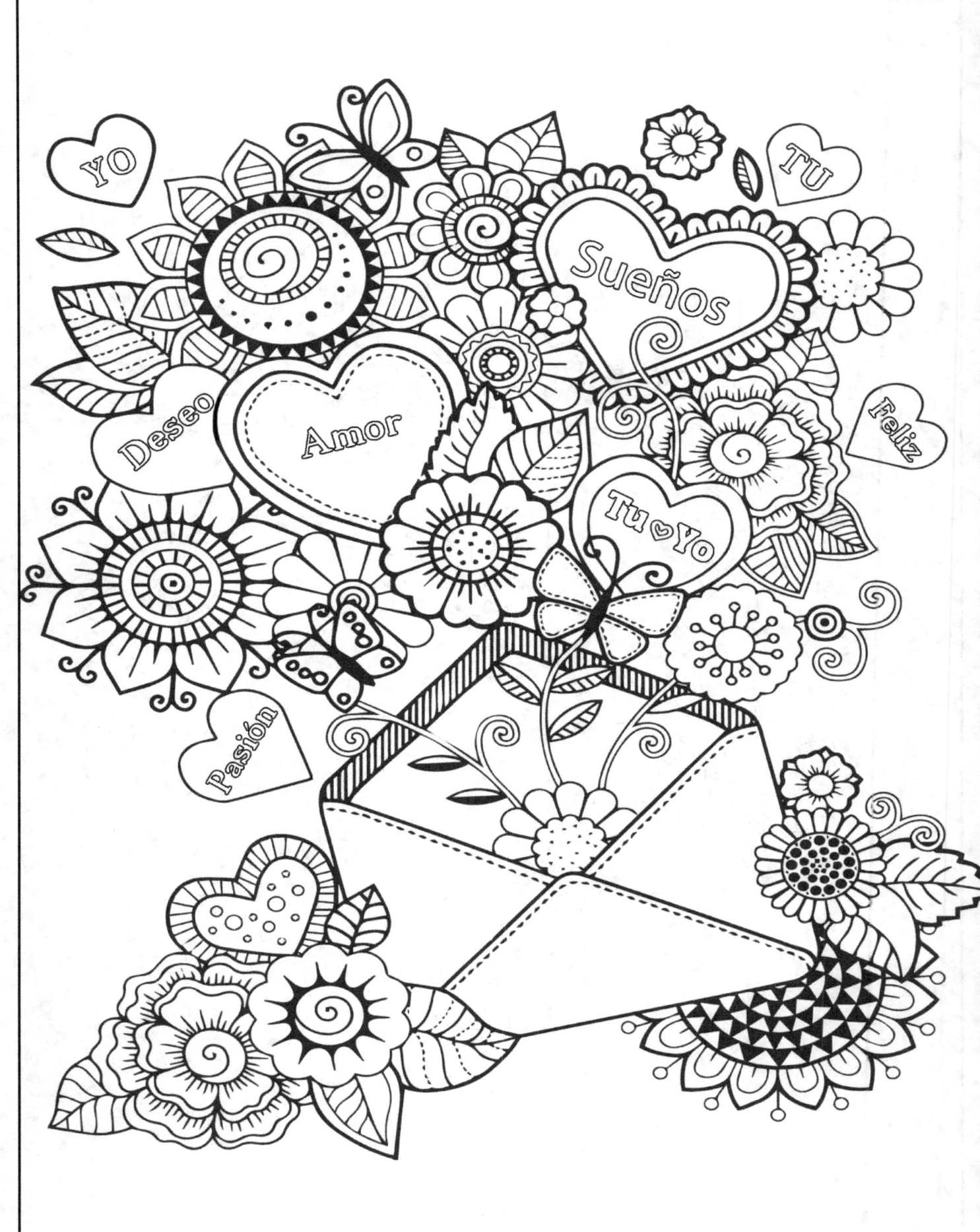

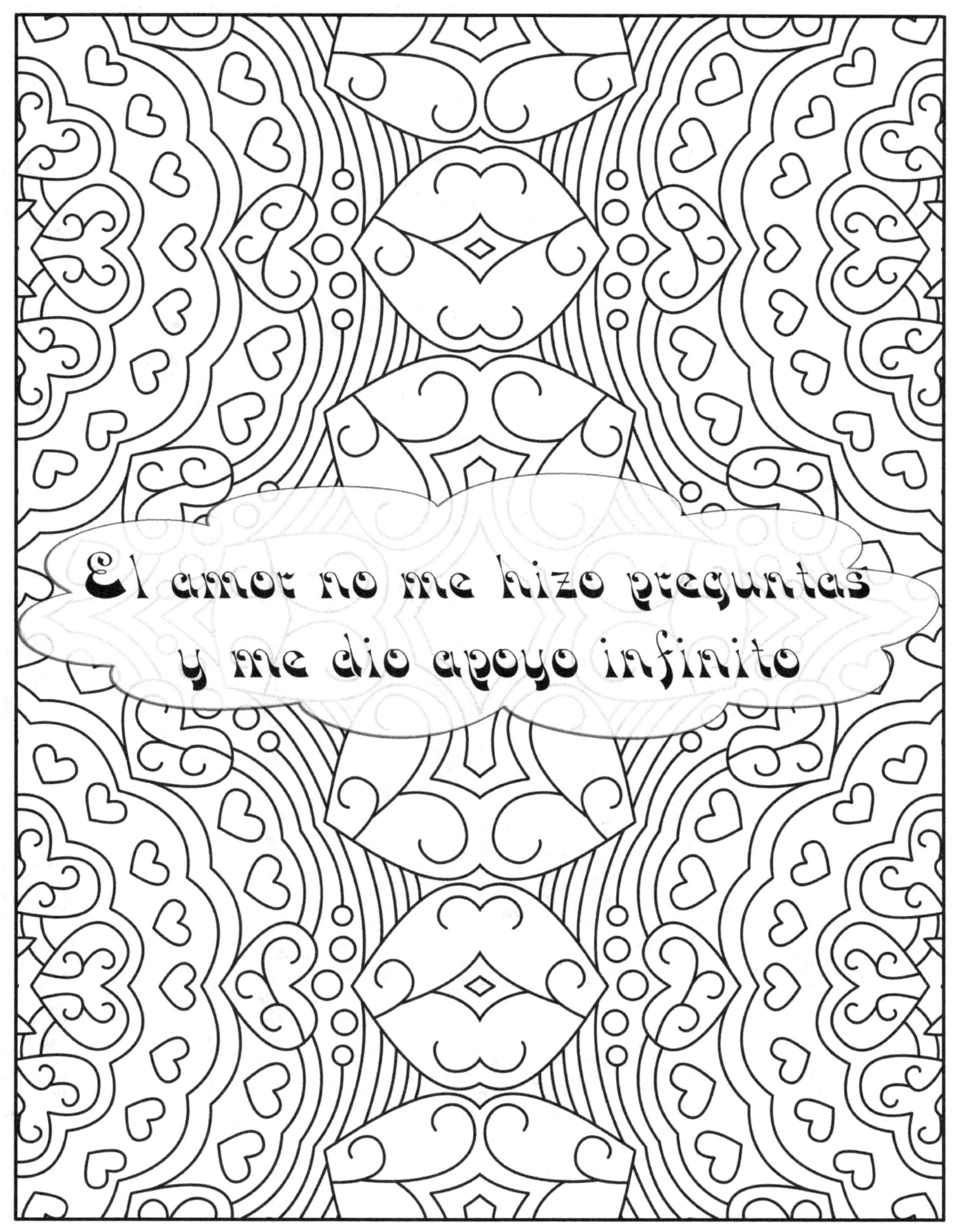

El amor no me hizo preguntas y me dio apoyo infinito

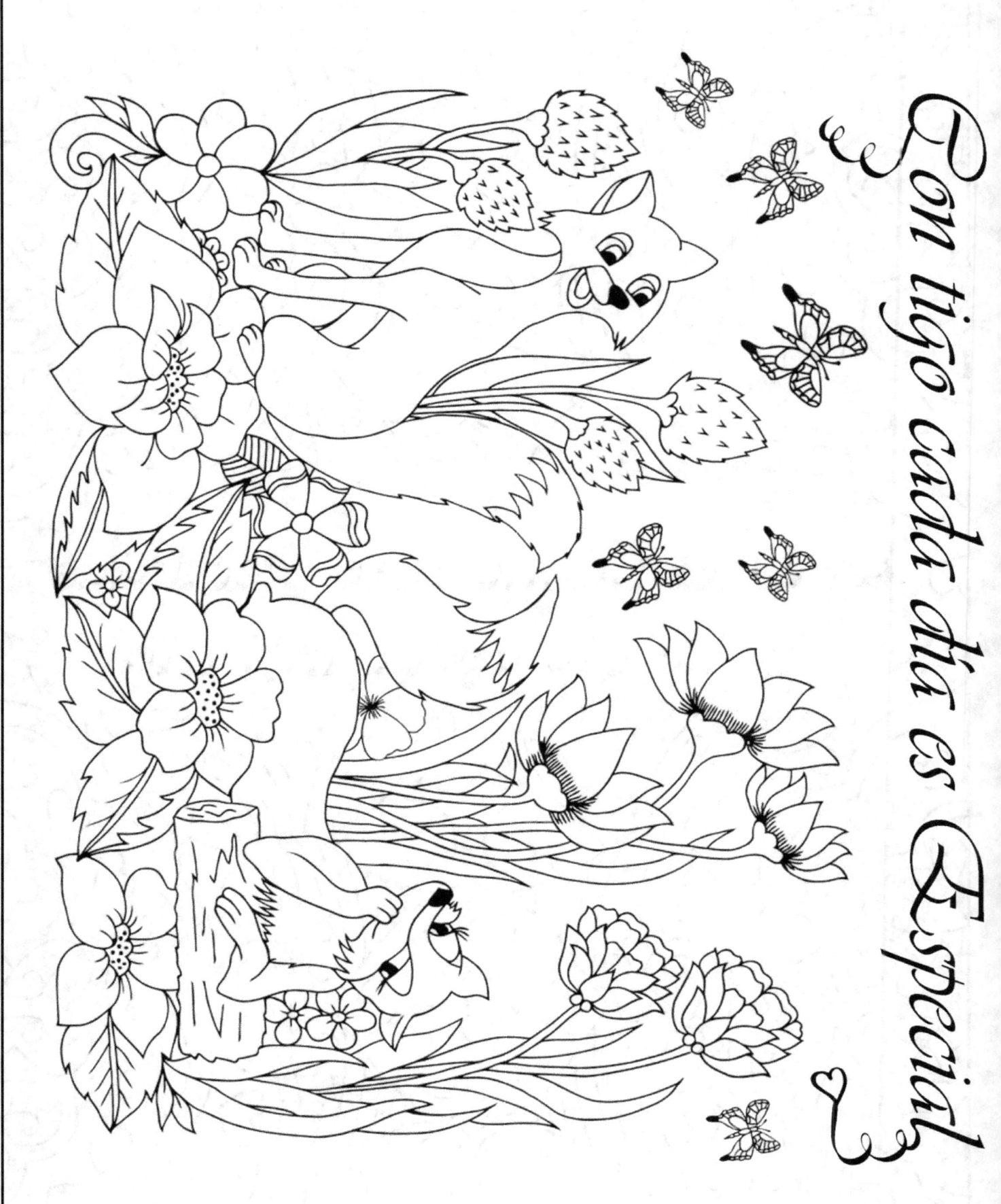

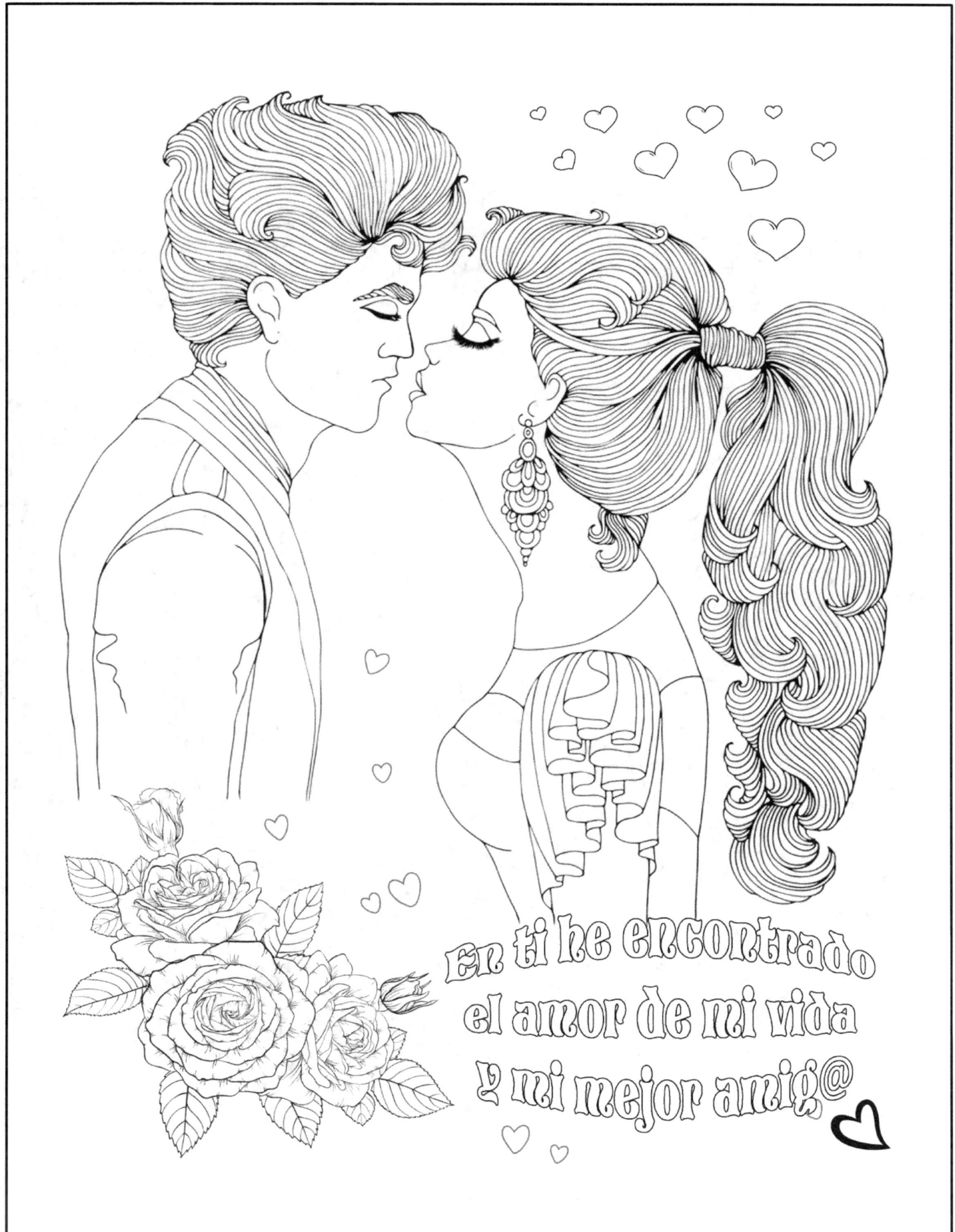

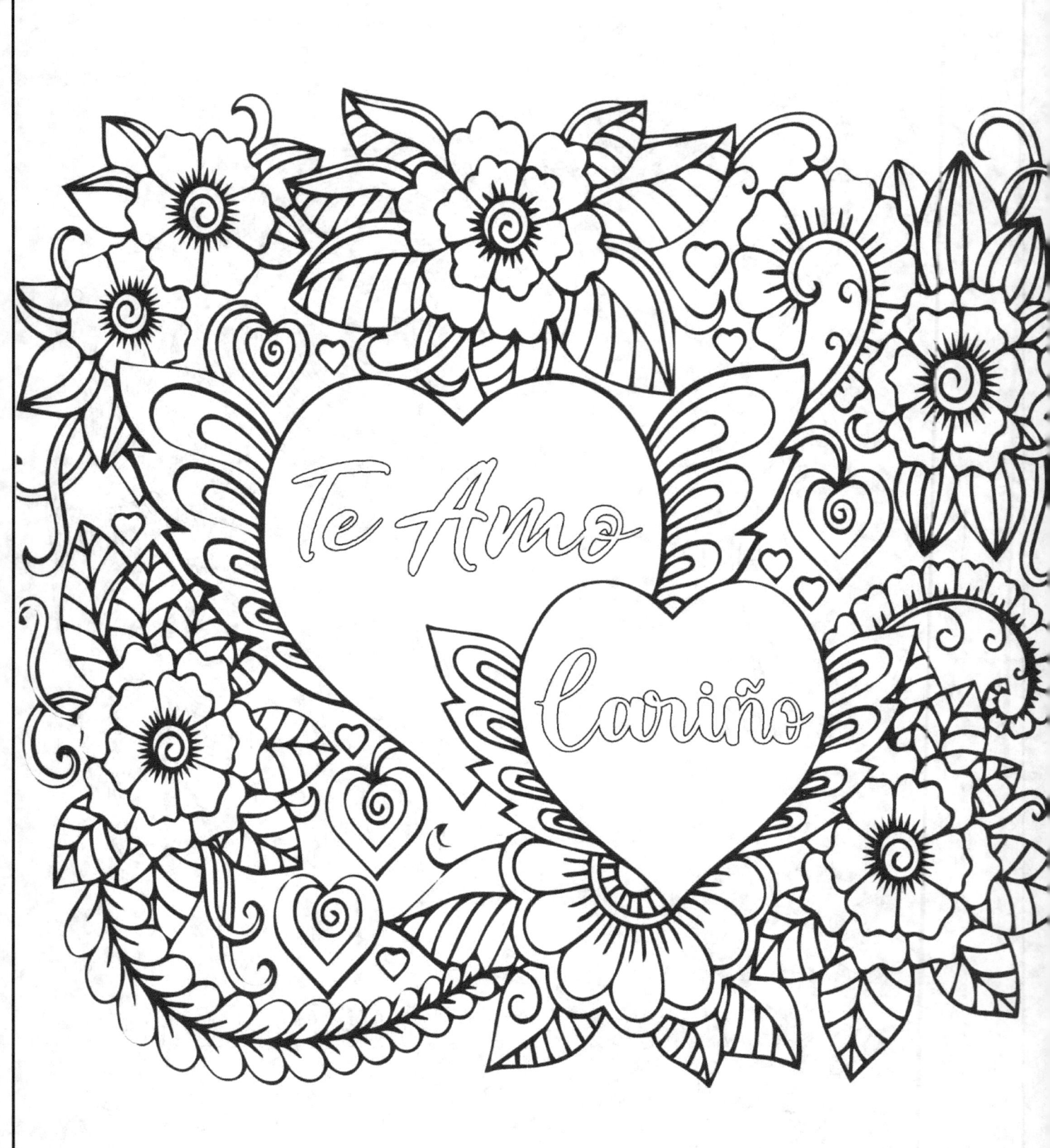

Eres mi
Amor?

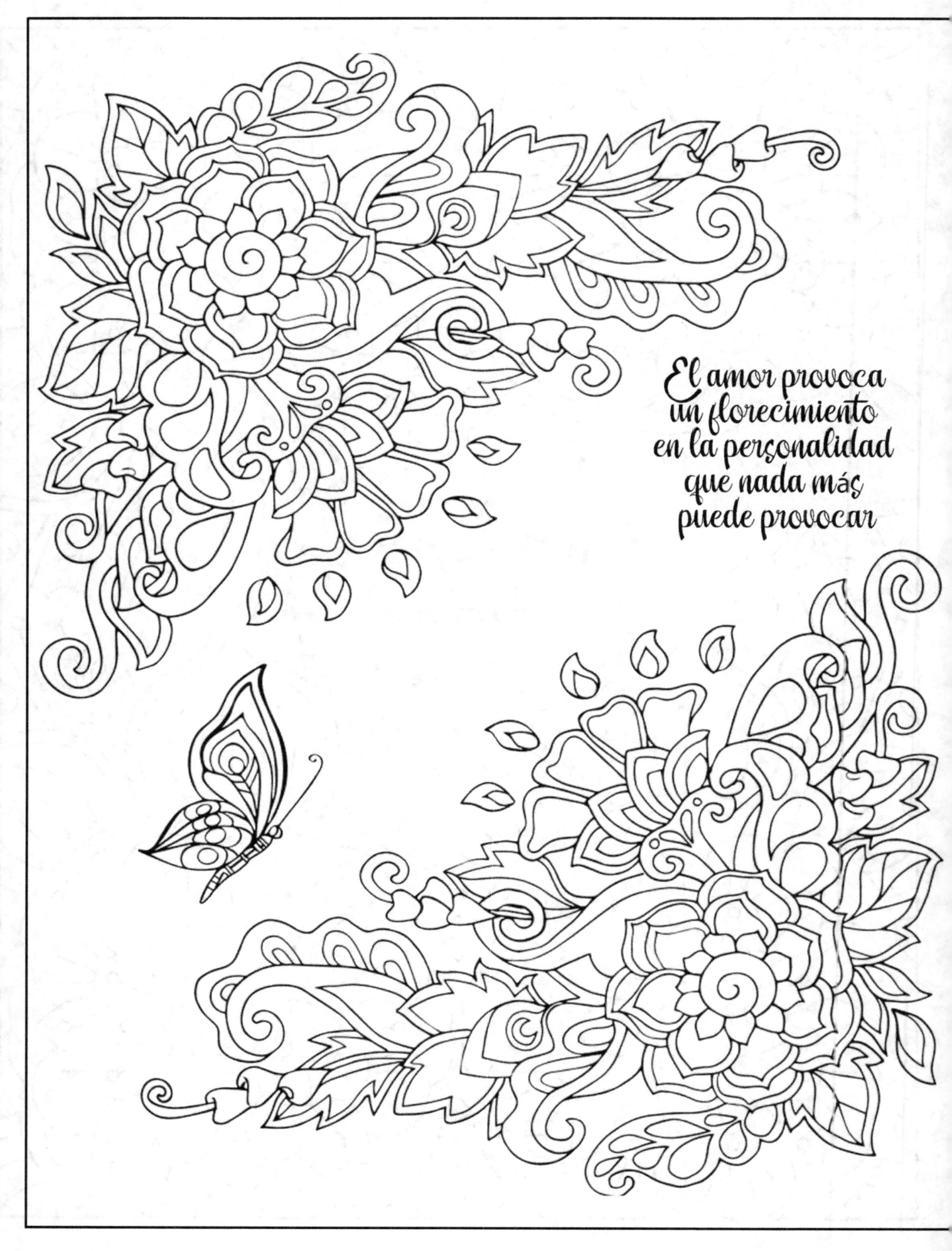

El amor provoca
un florecimiento
en la personalidad
que nada más
puede provocar

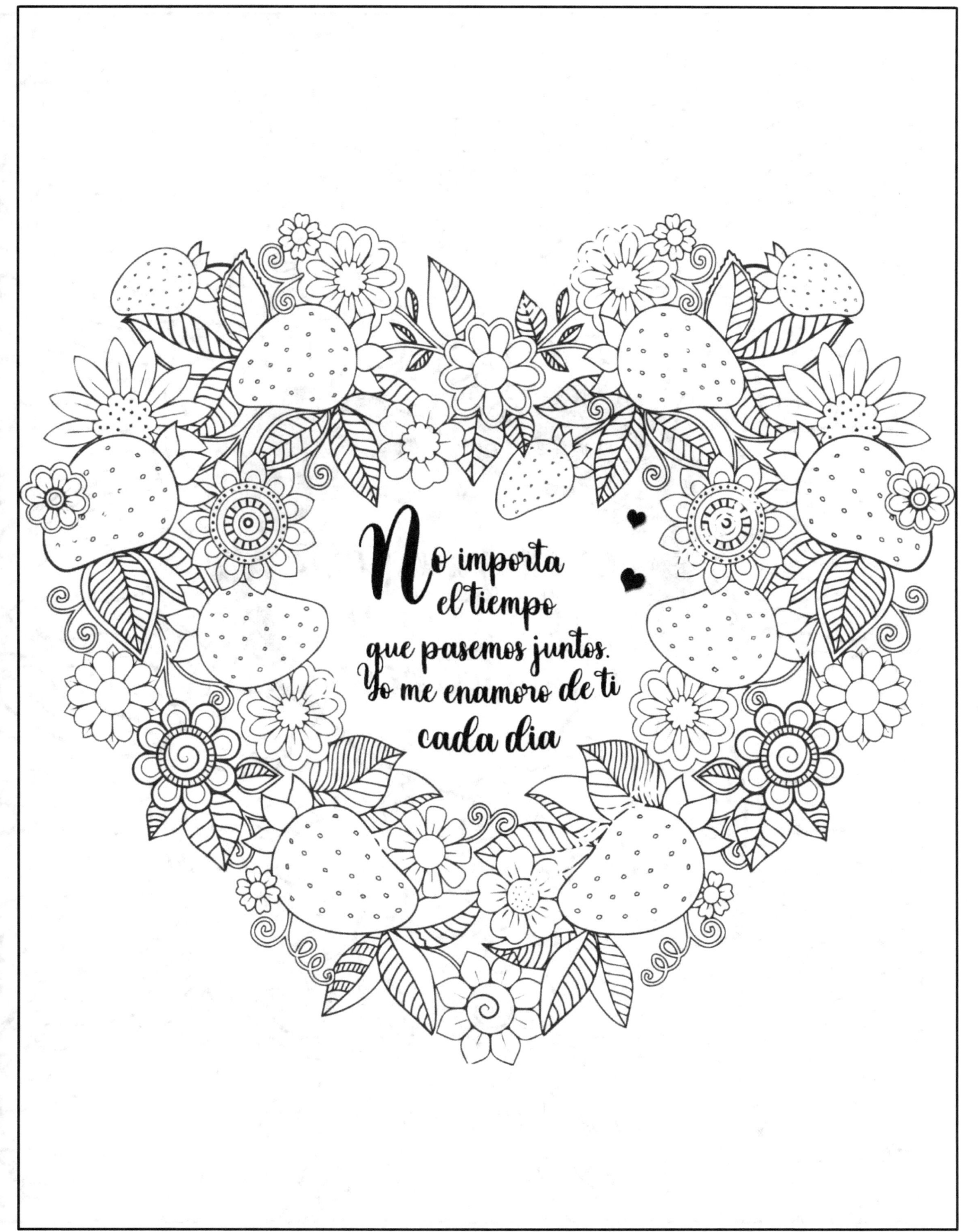

No importa
el tiempo
que pasemos juntos.
Yo me enamoro de ti
cada dia

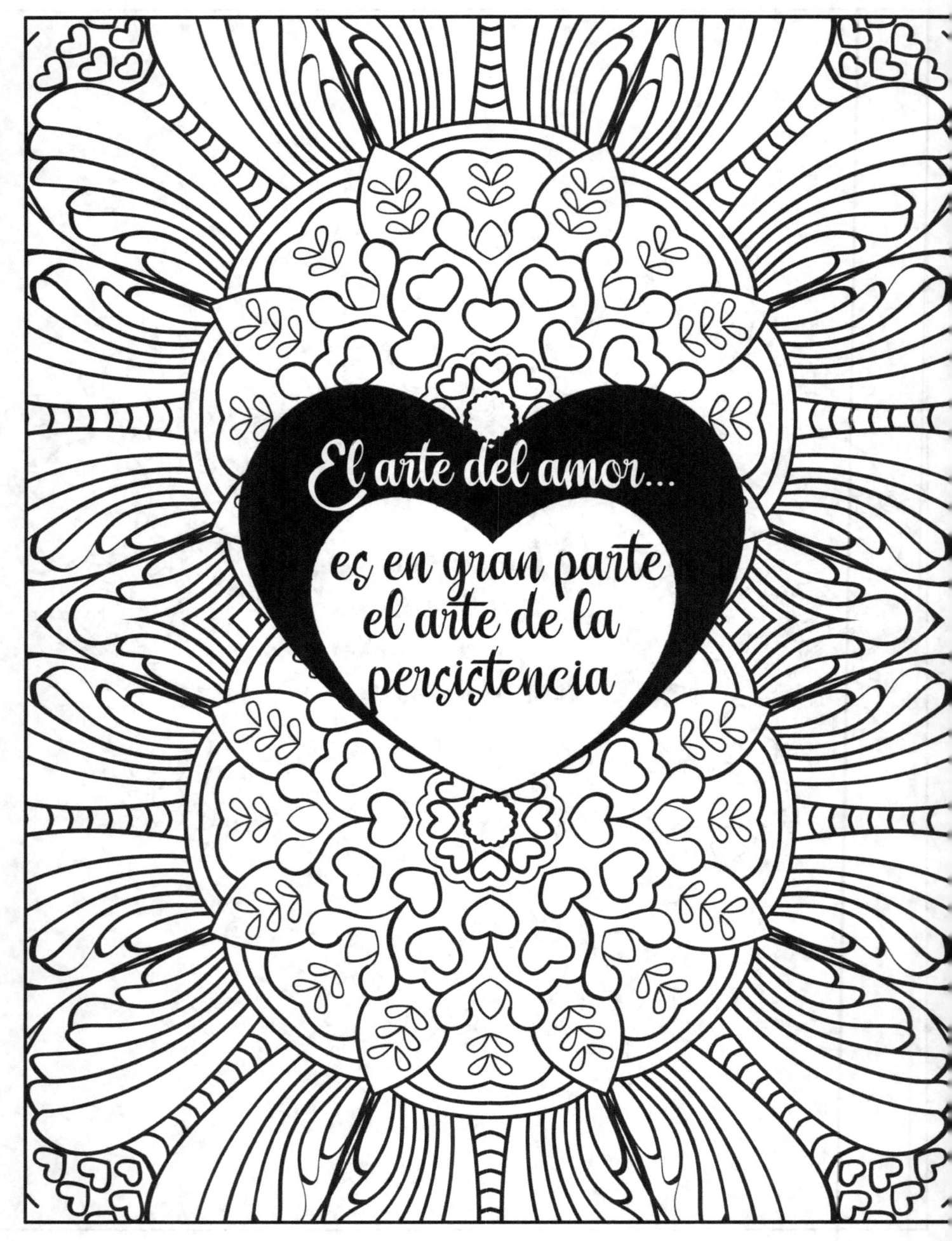

El arte del amor...

es en gran parte
el arte de la
persistencia

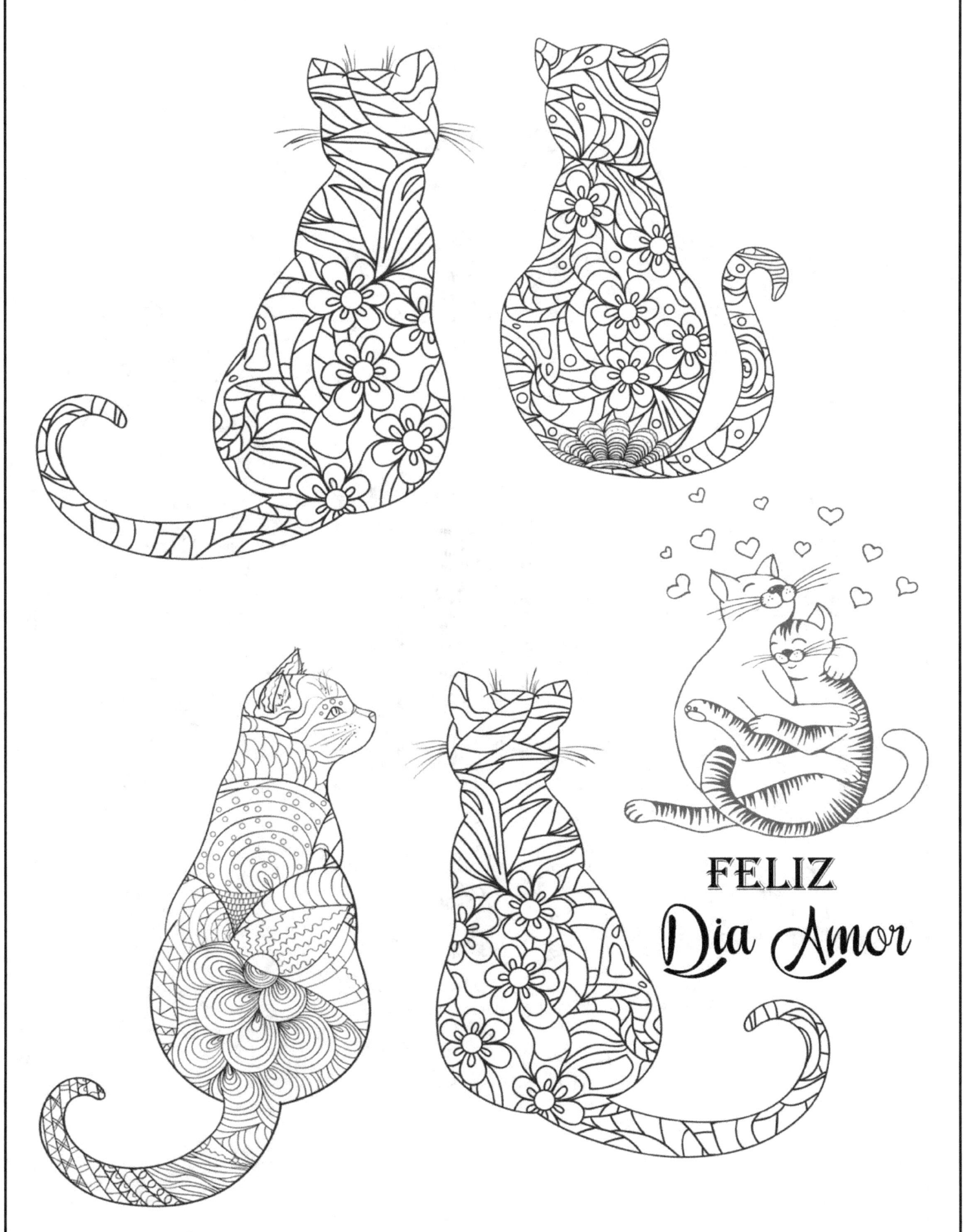

FELIZ

Dia Amor

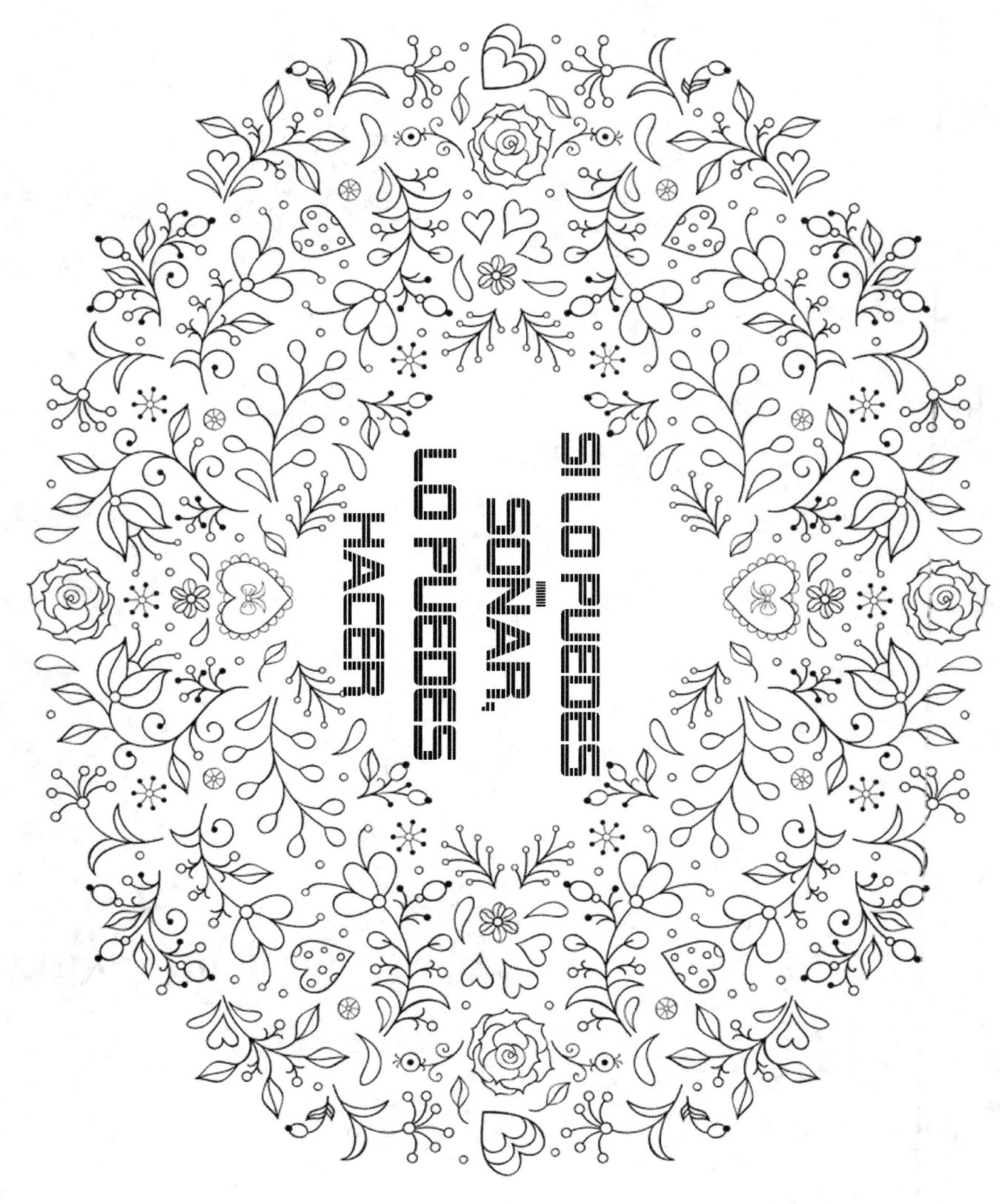

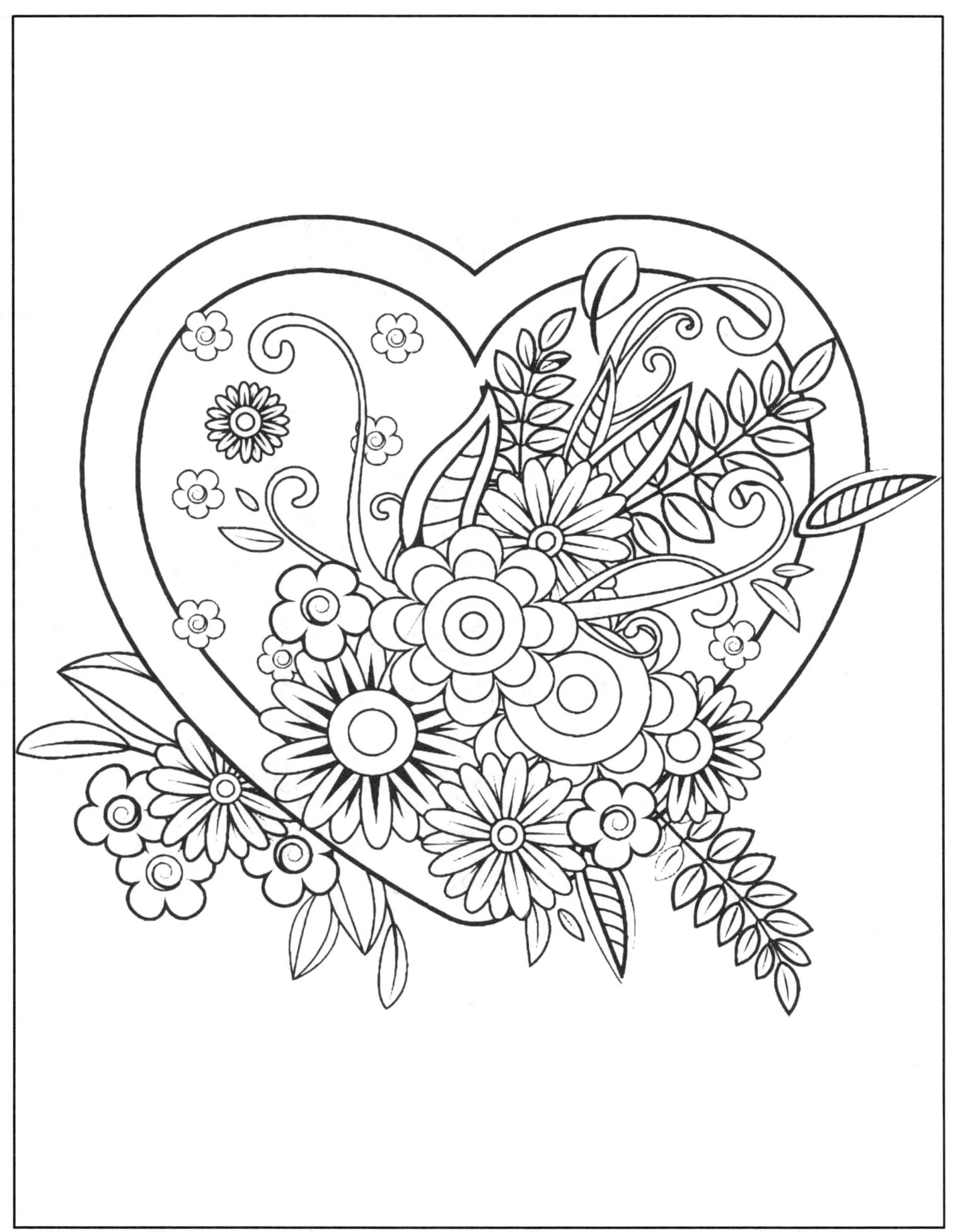

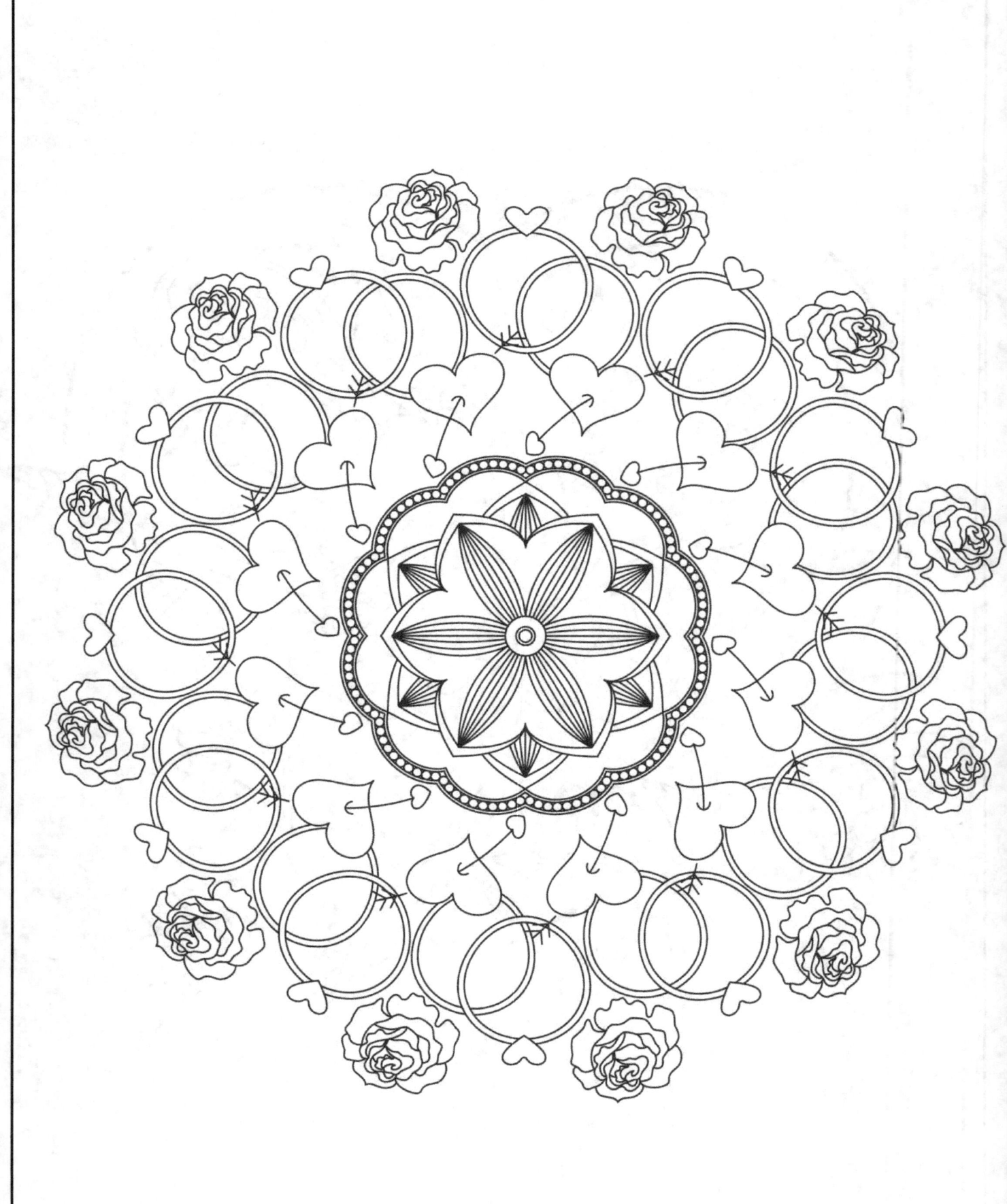

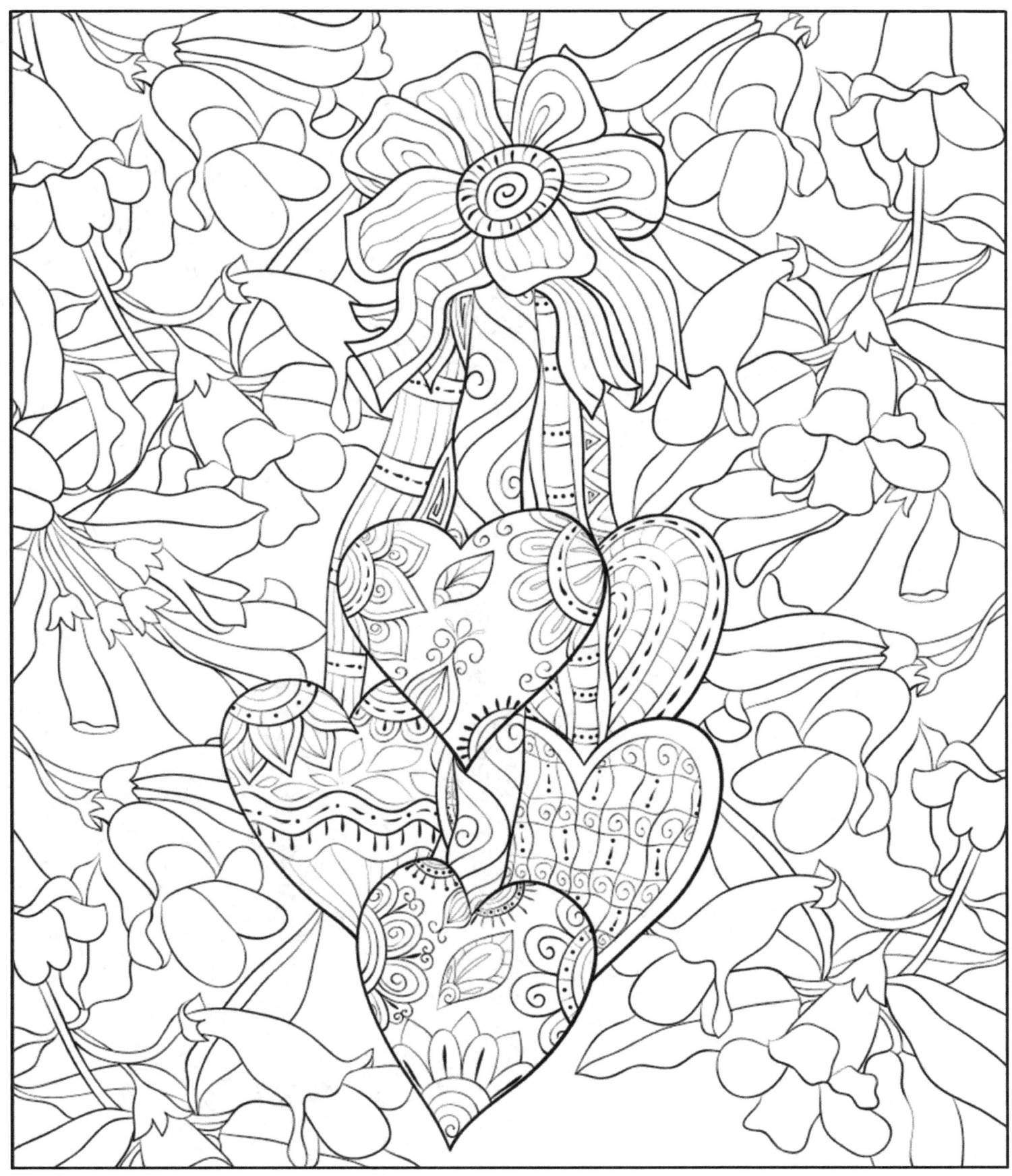

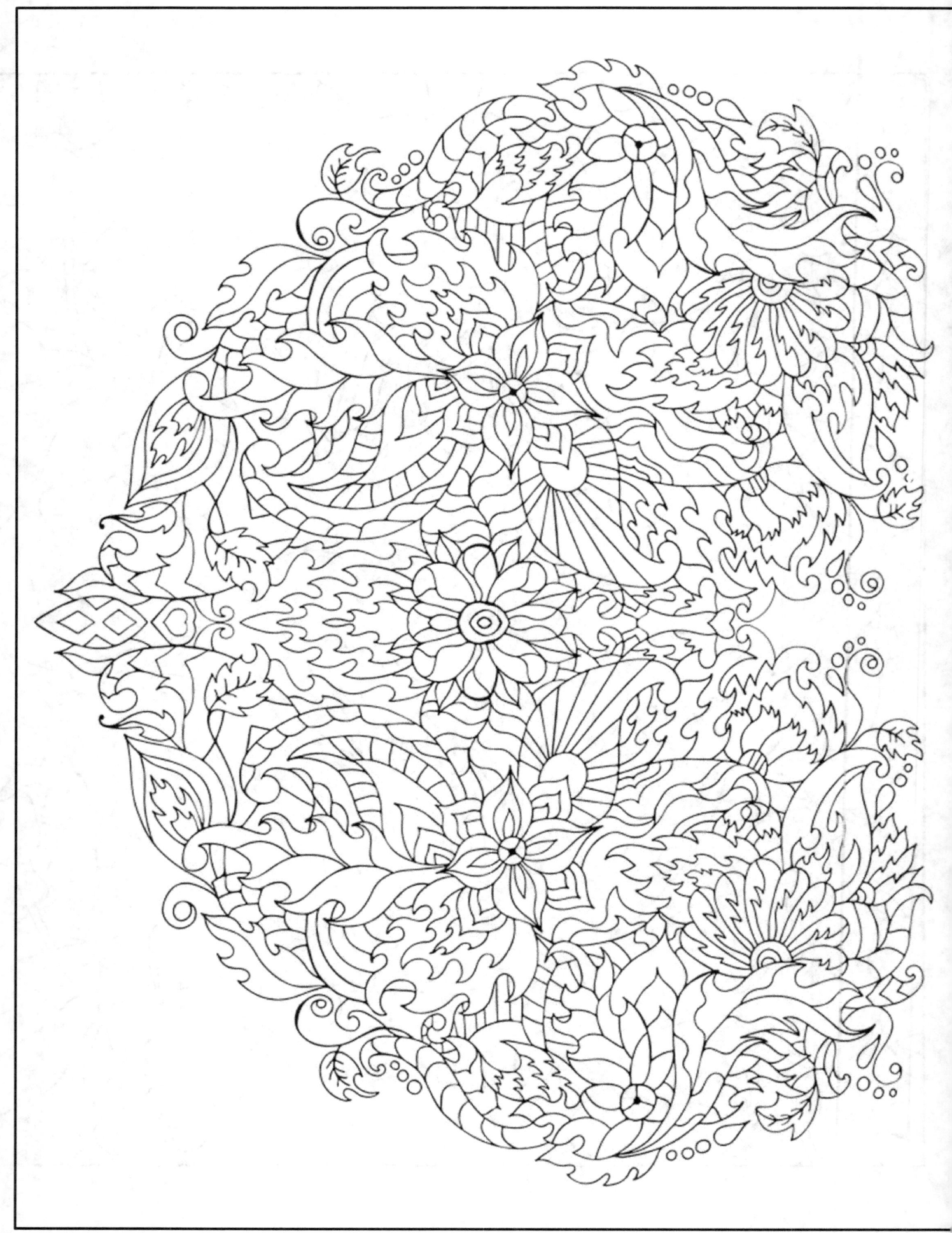

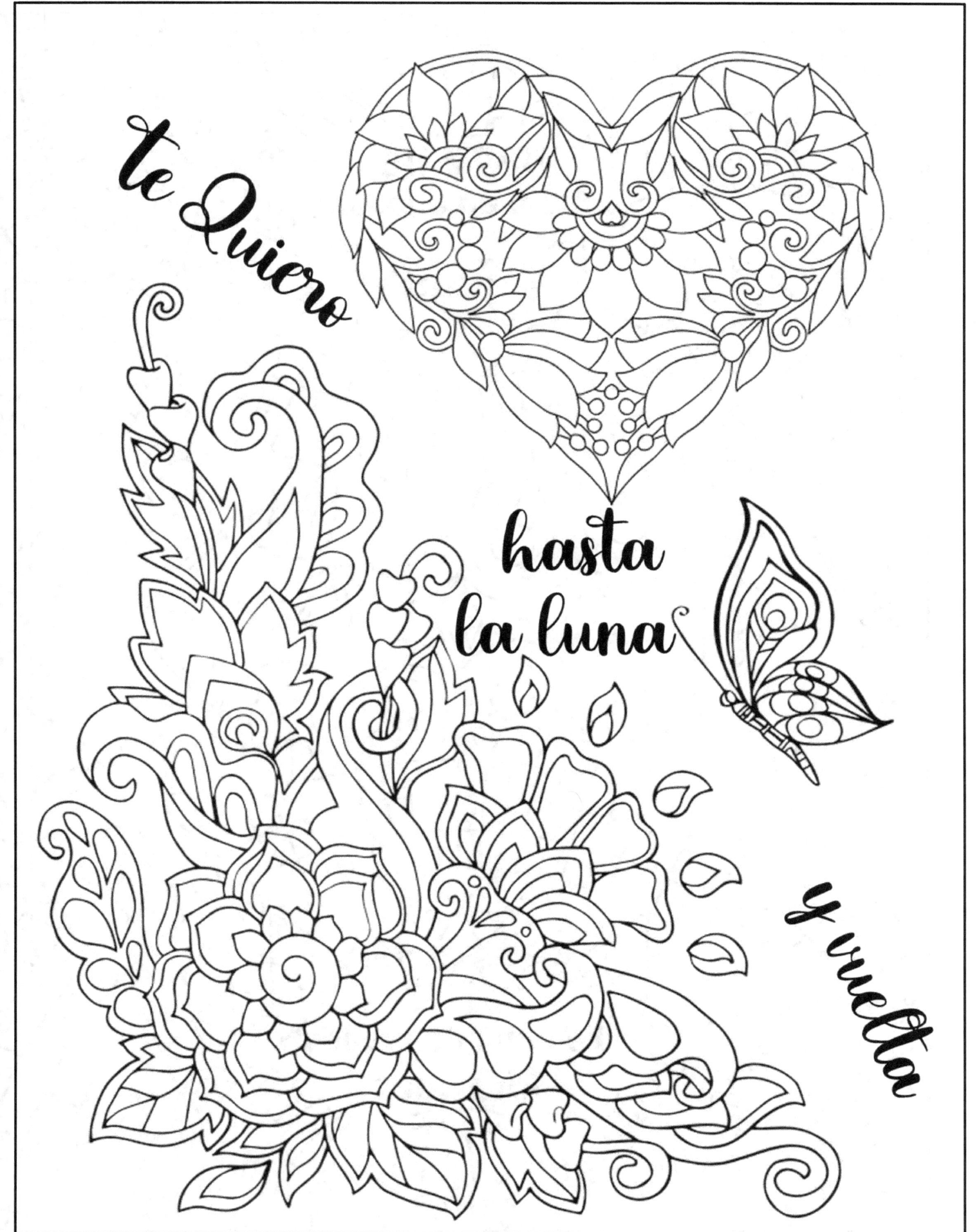

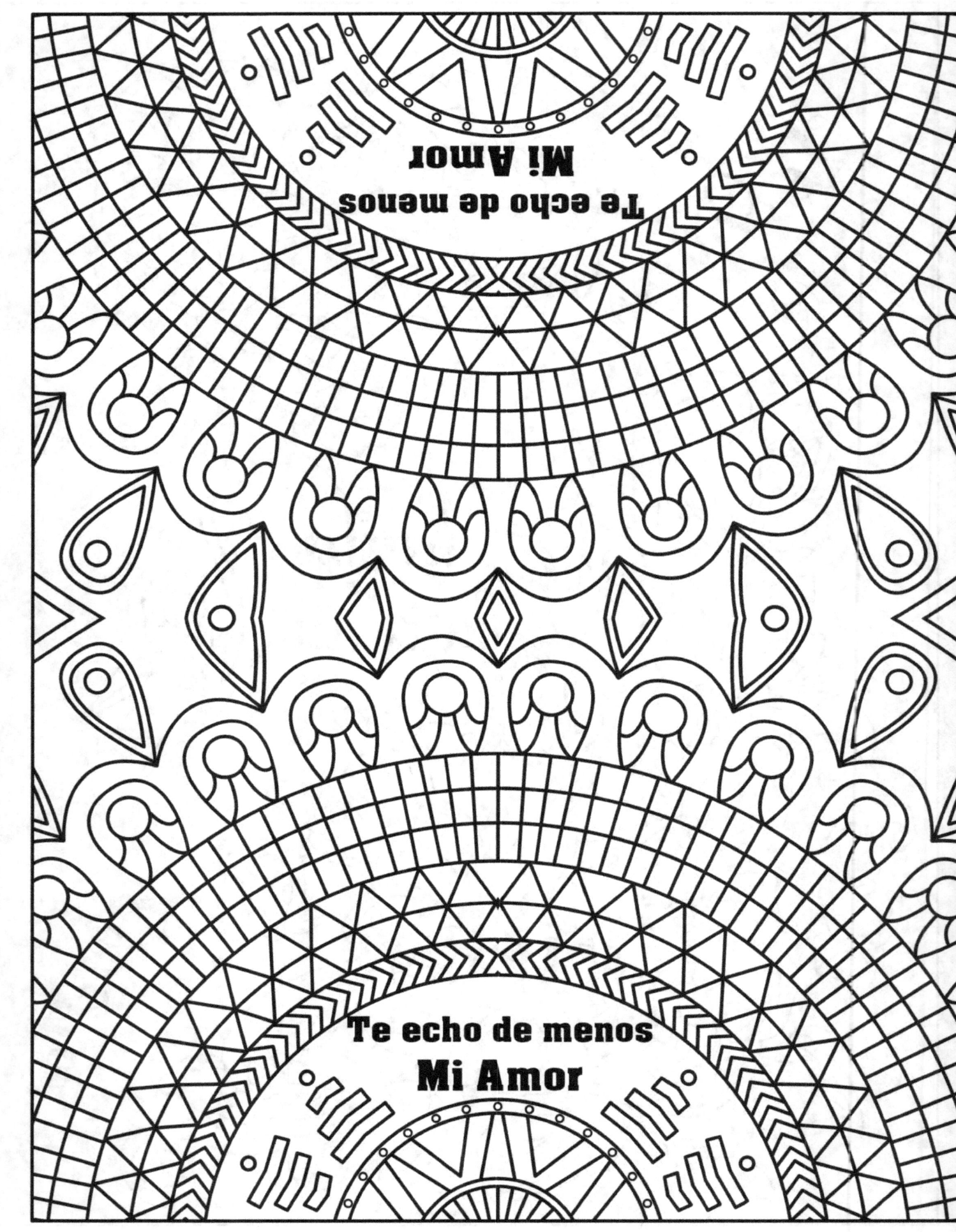

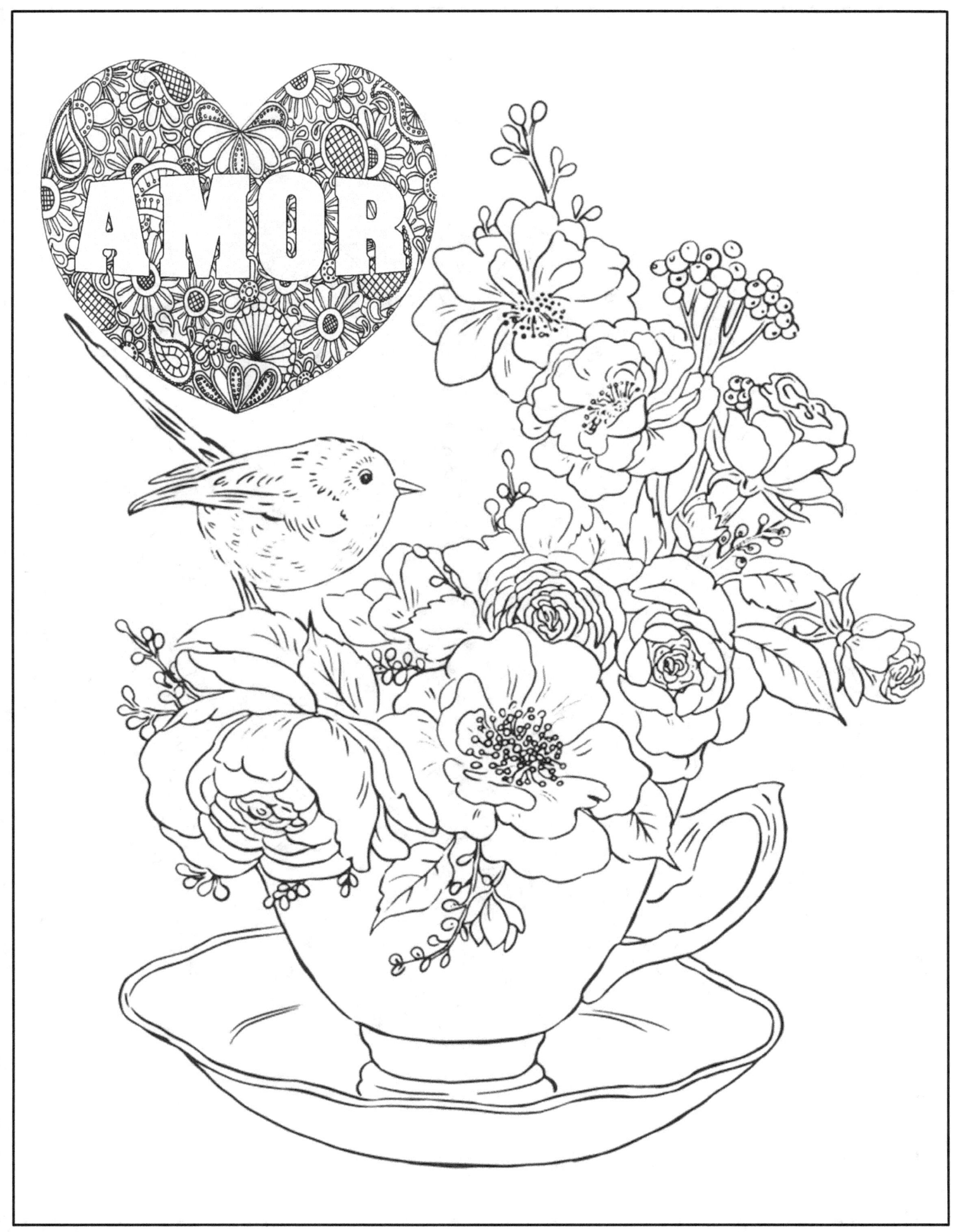

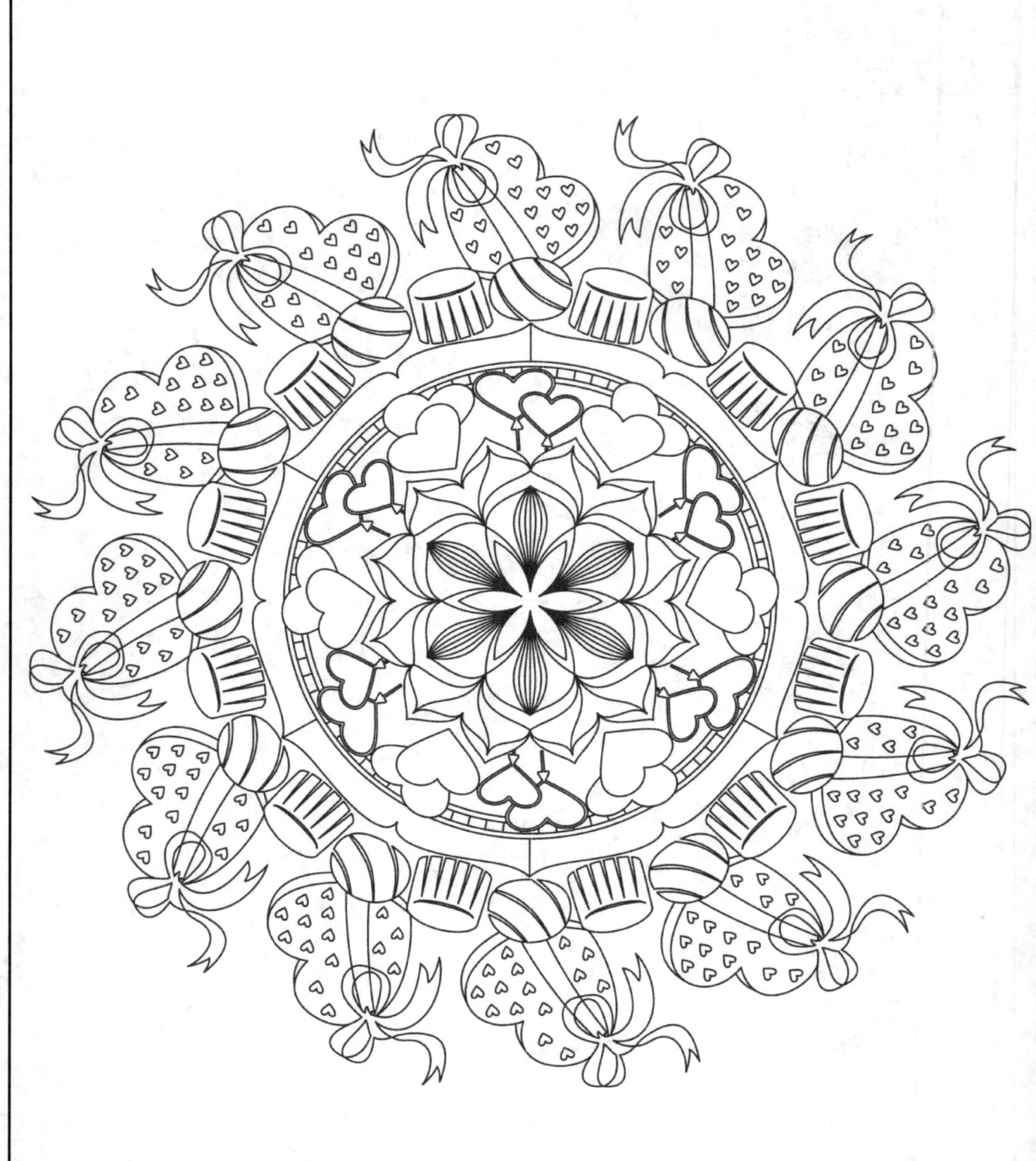

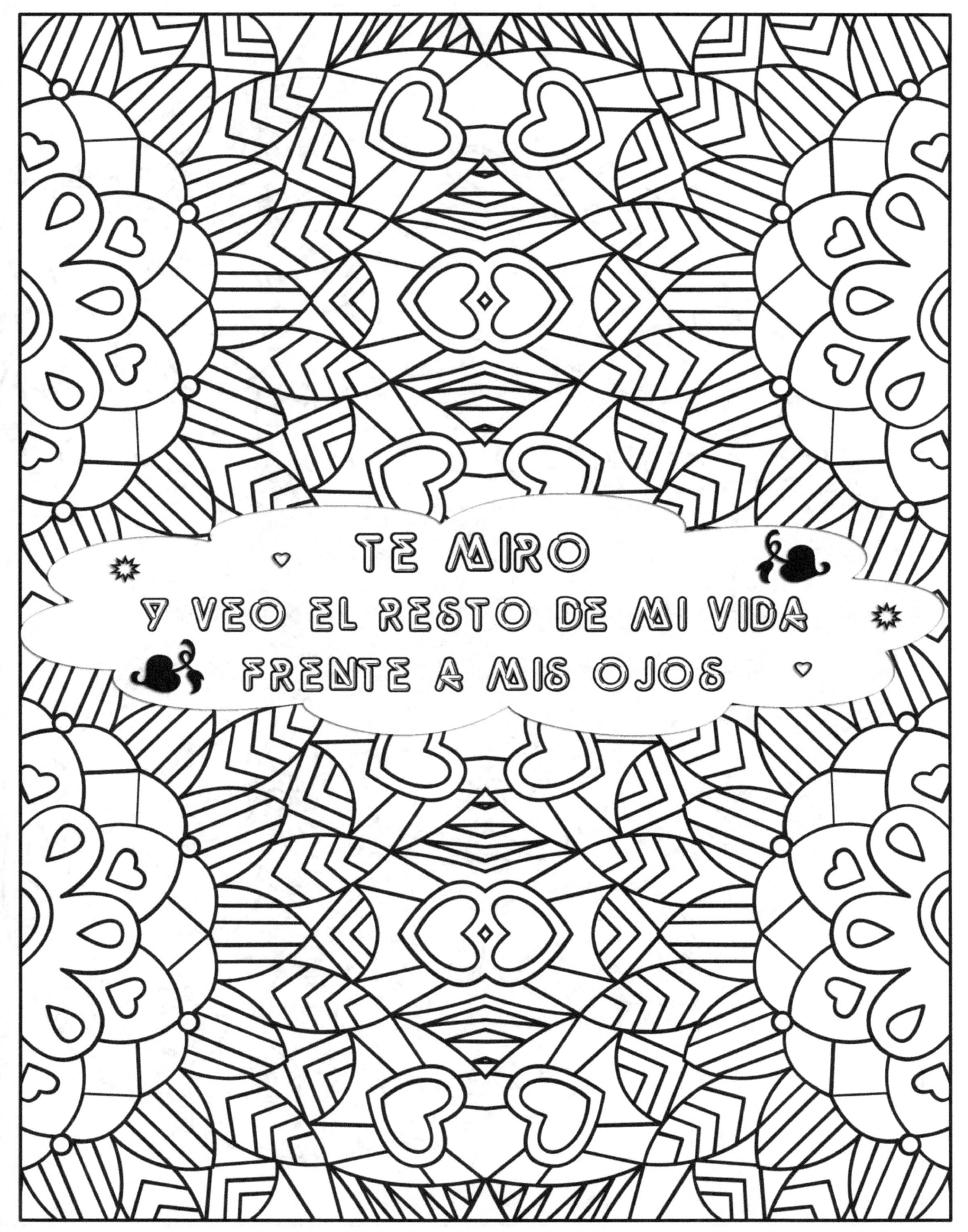

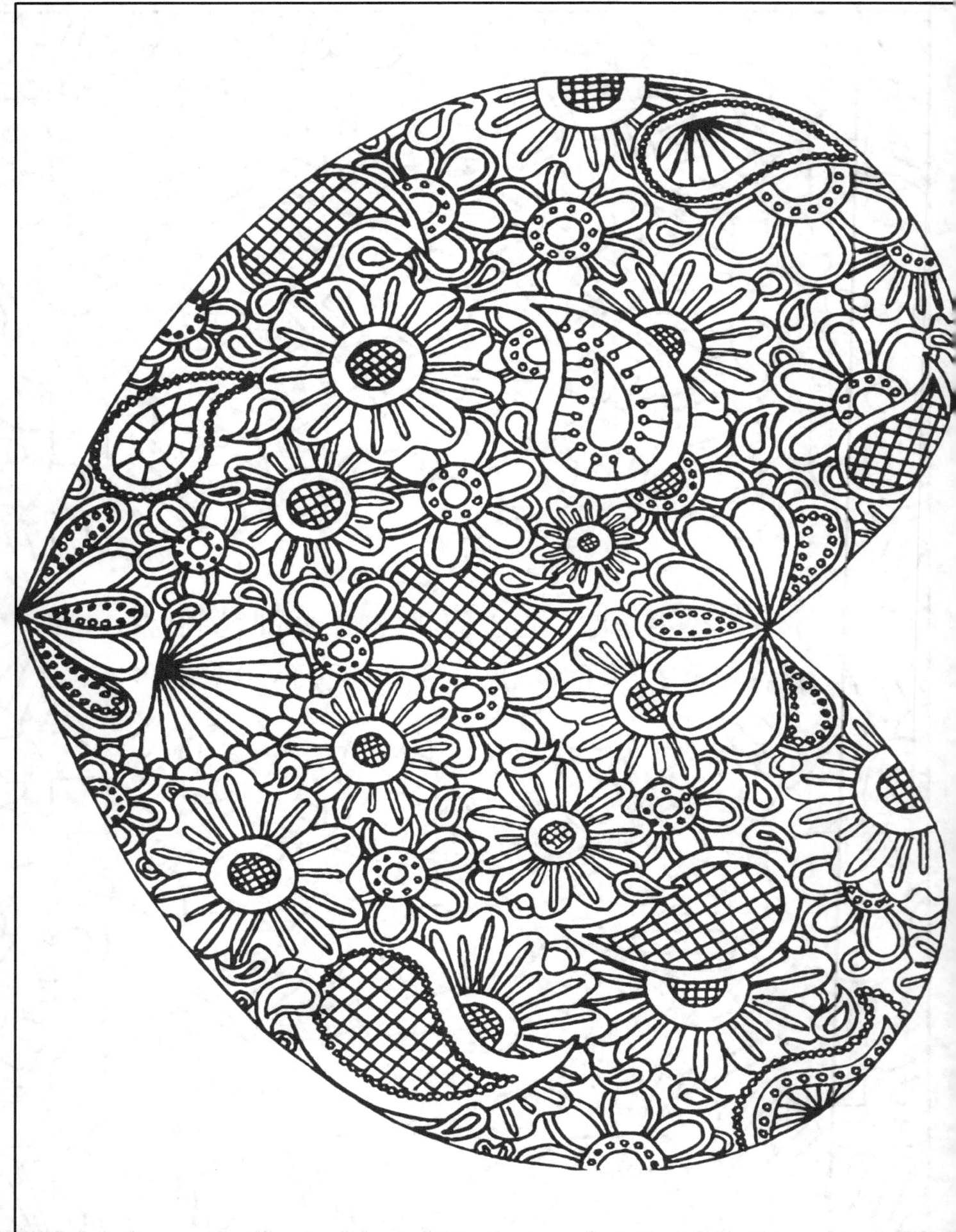

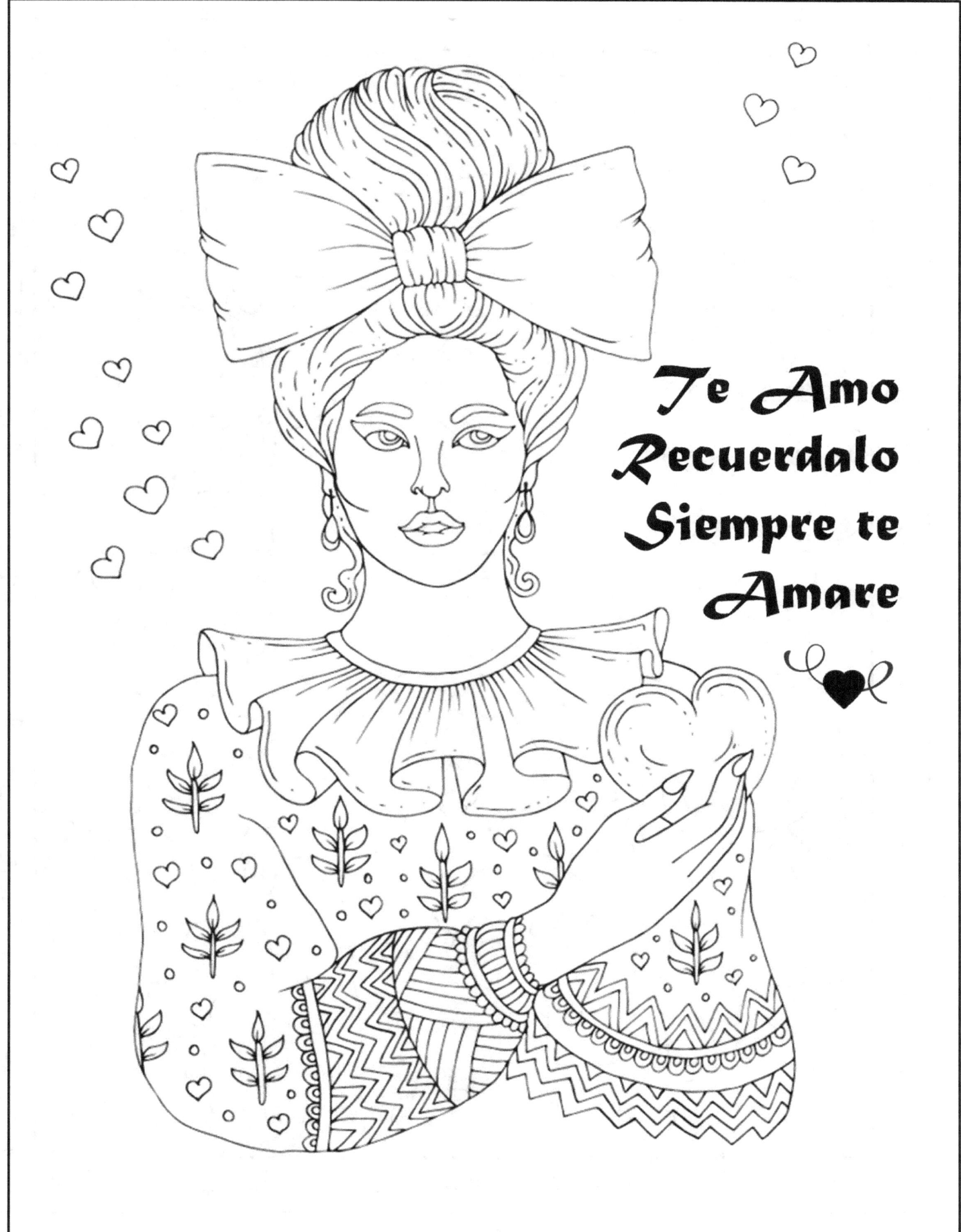

El Amor es de verdad cuando sale del corazón, no de la boca. Cualquiera puede decir "TE QUIERO", pero no todo el mundo puede demostrarlo.... Te Amo cariño.

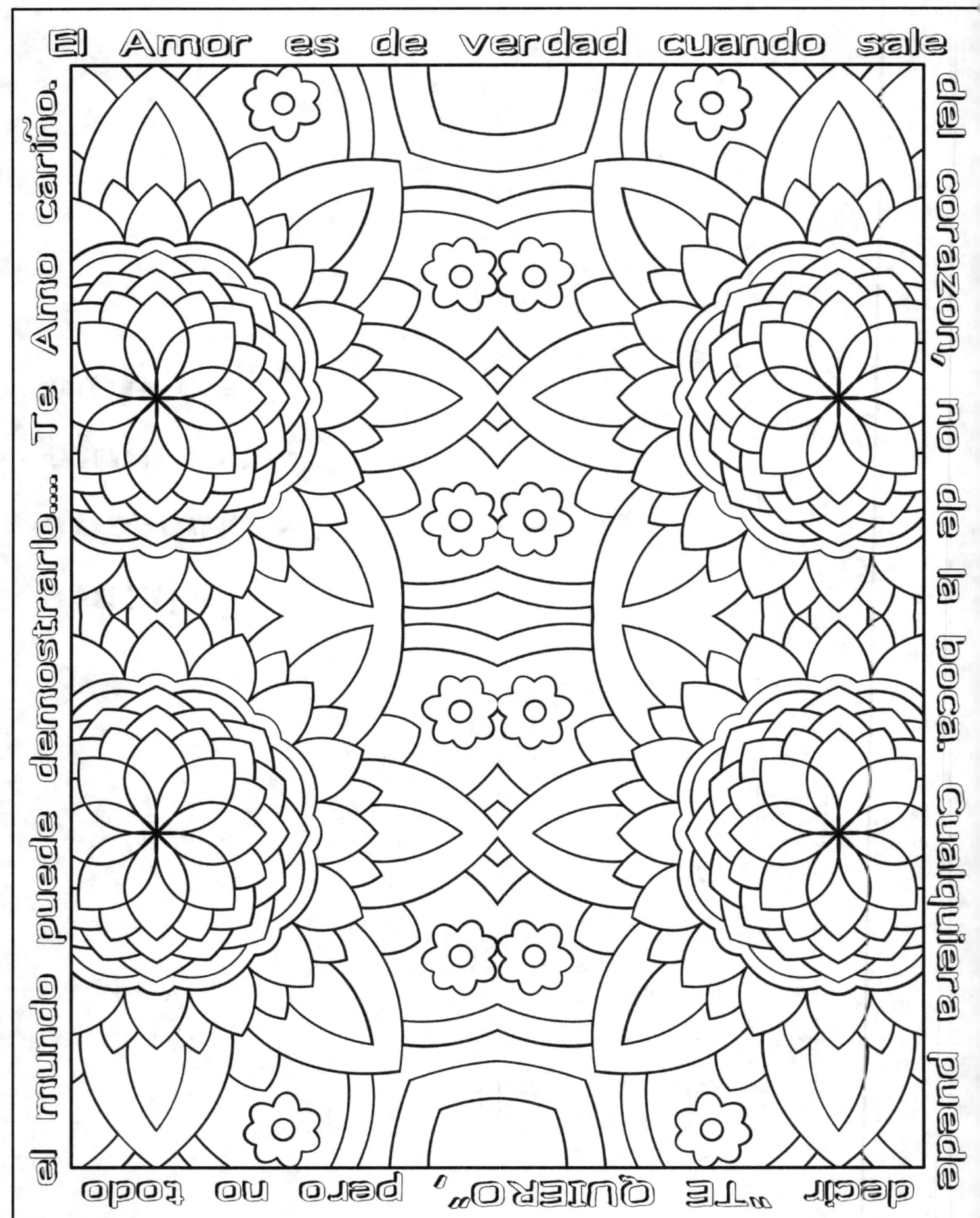

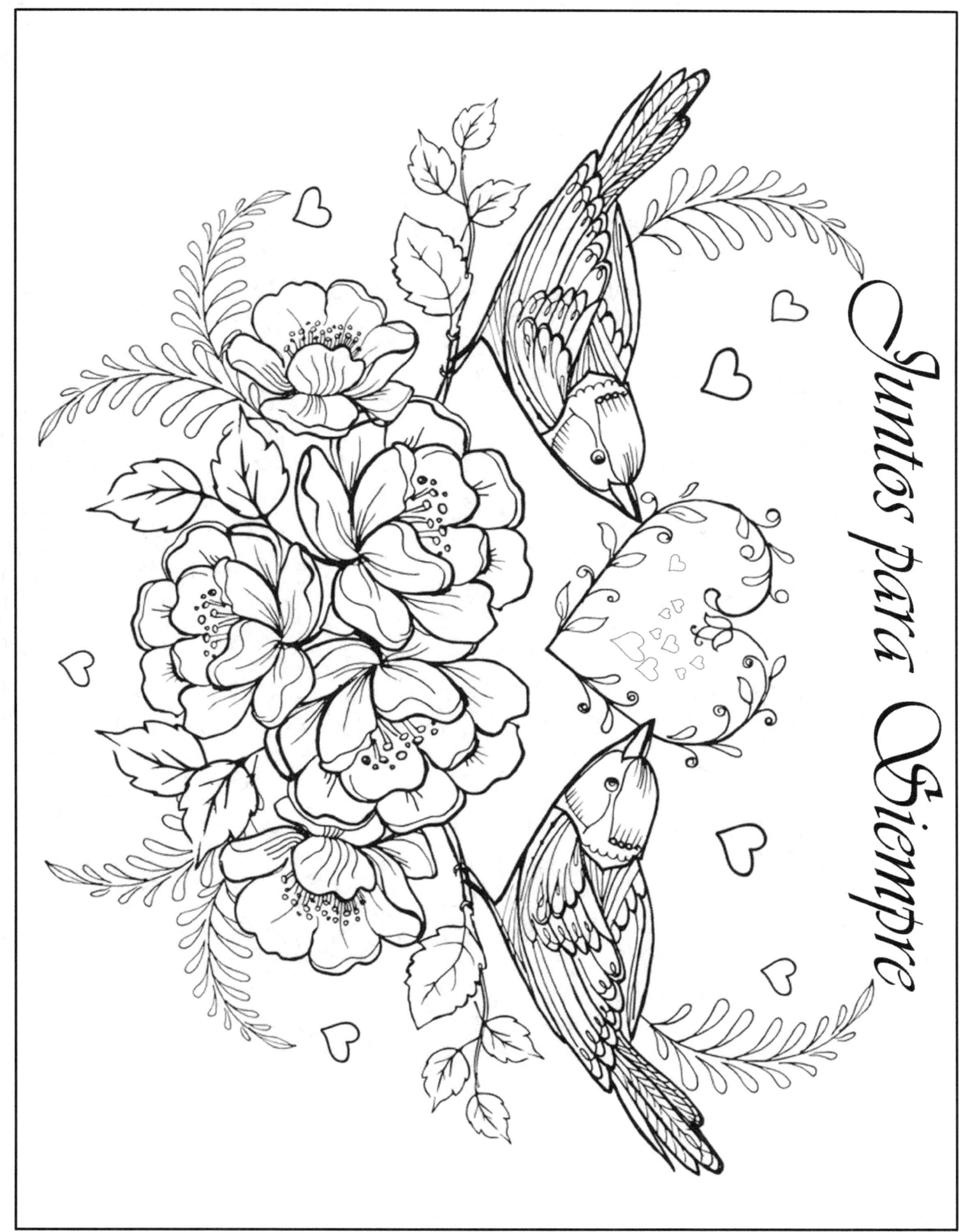

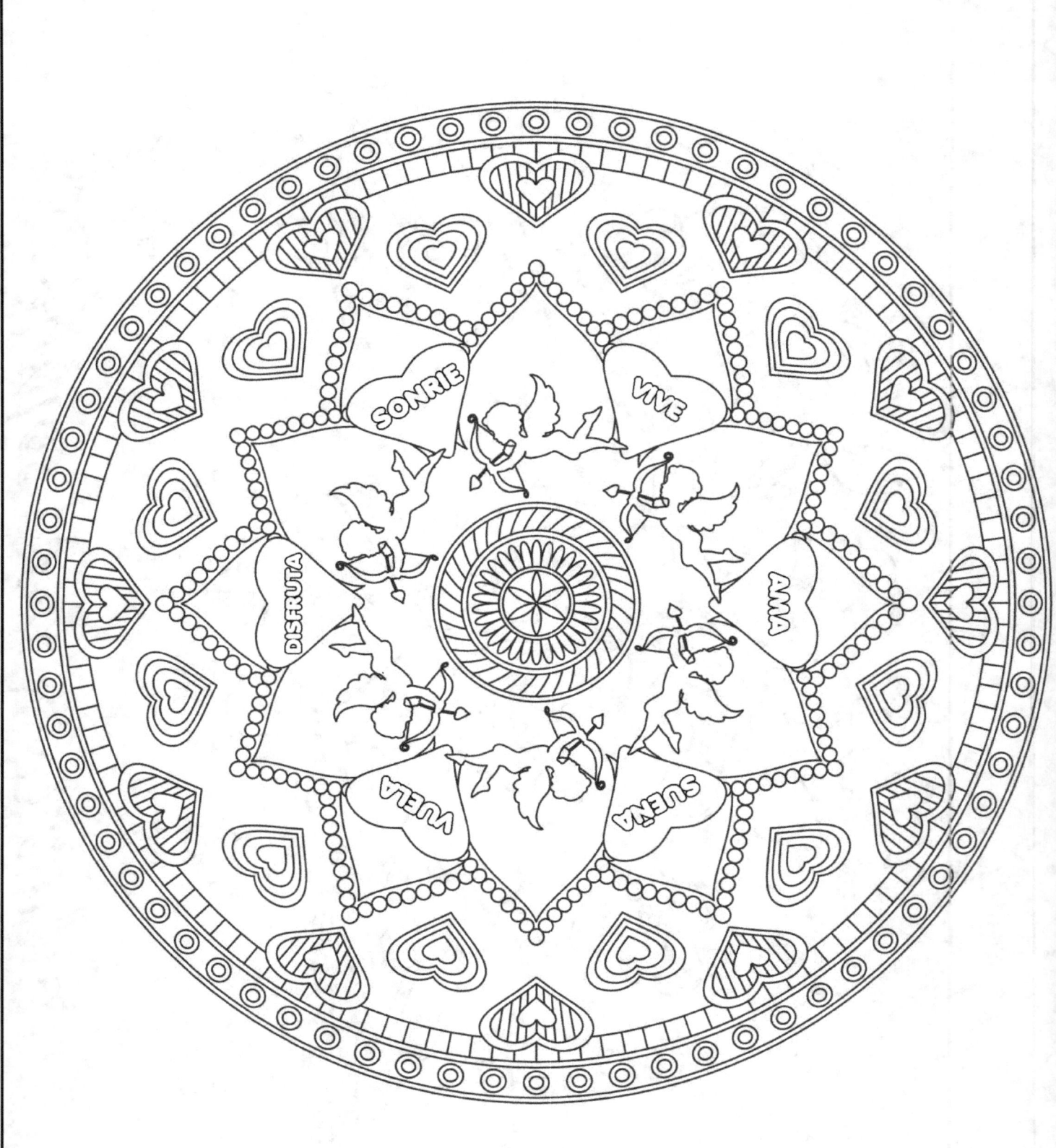

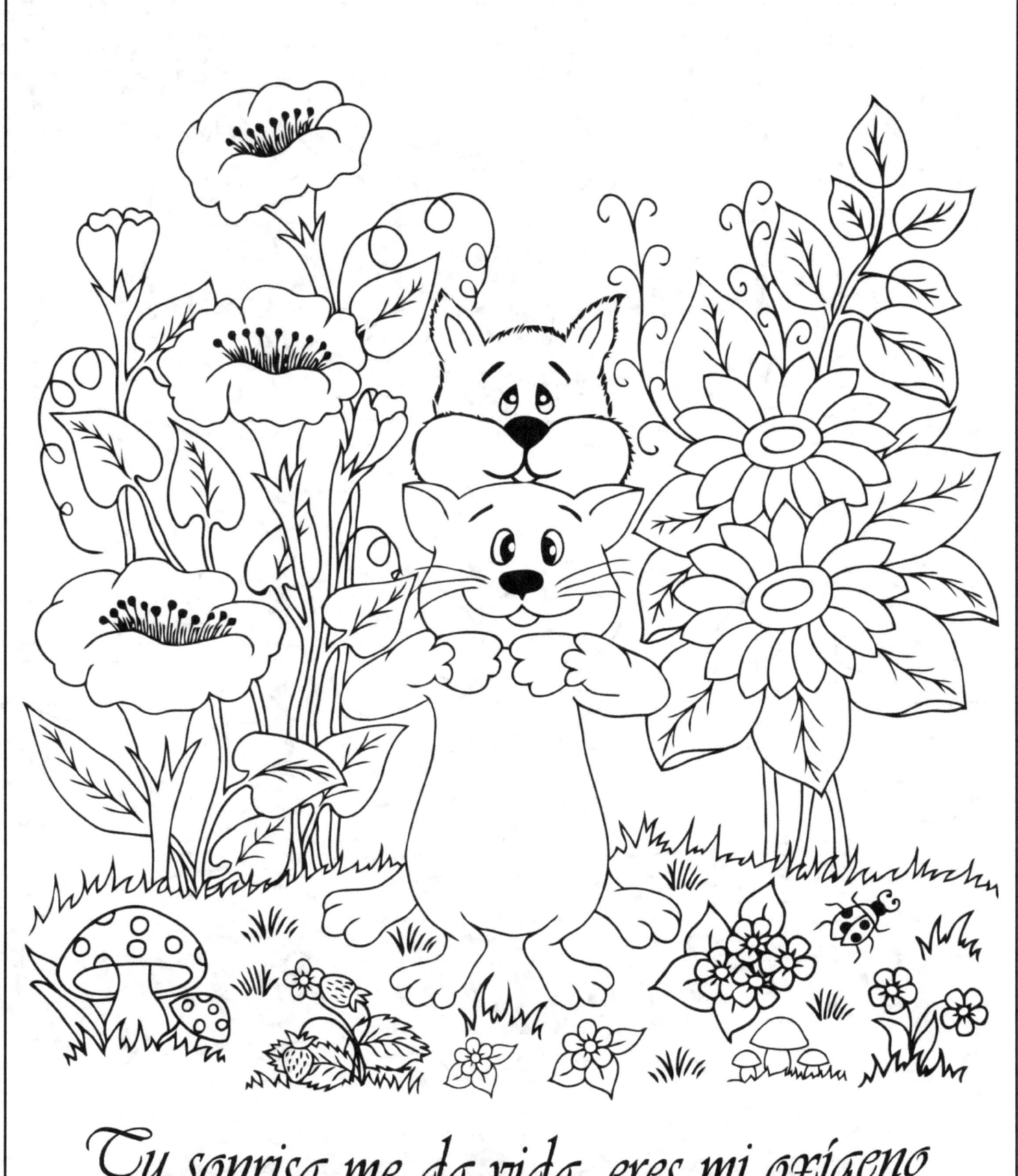

Tu sonrisa me da vida, eres mi oxígeno

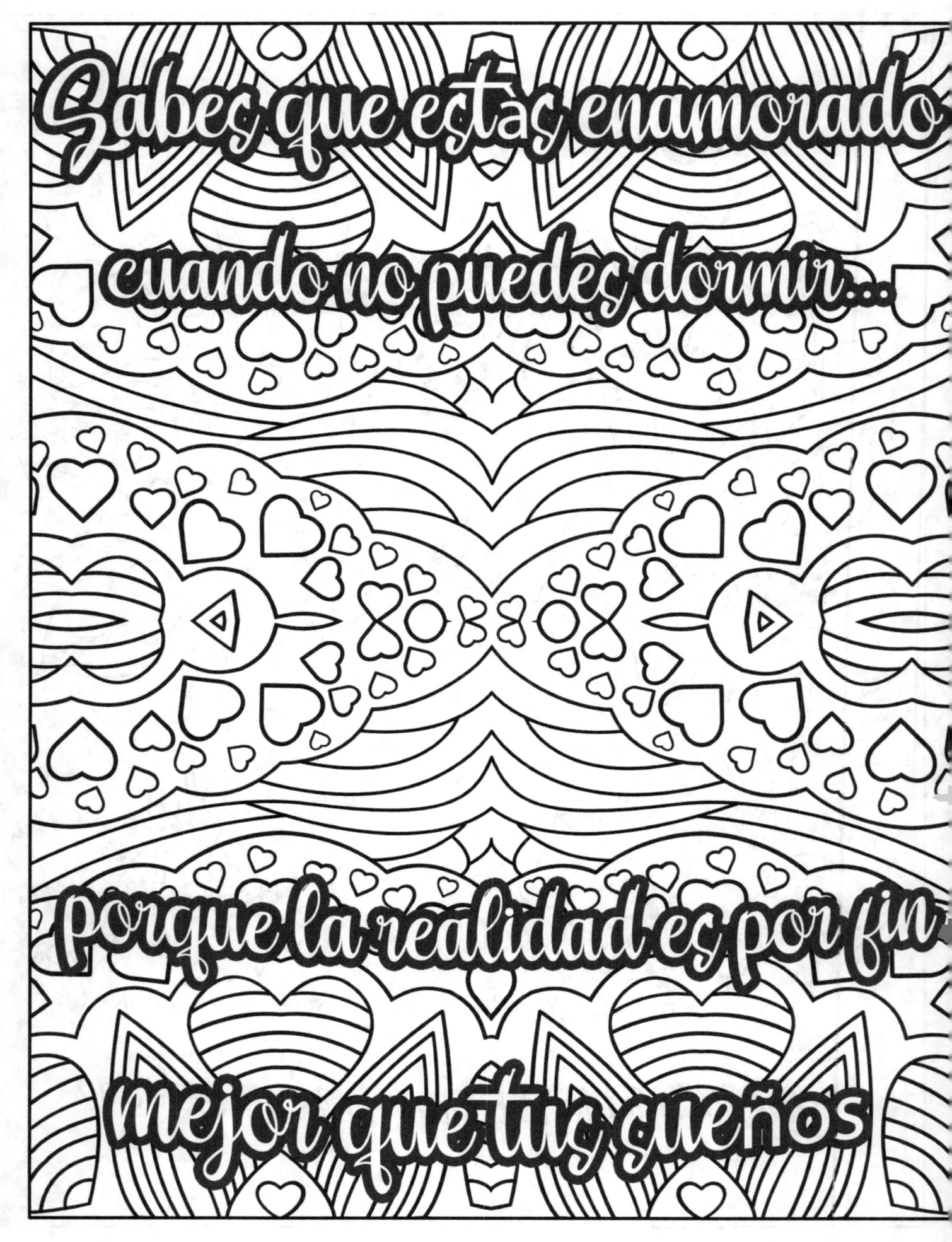

Sabes que estas enamorado cuando no puedes dormir... porque la realidad es por fin mejor que tus sueños

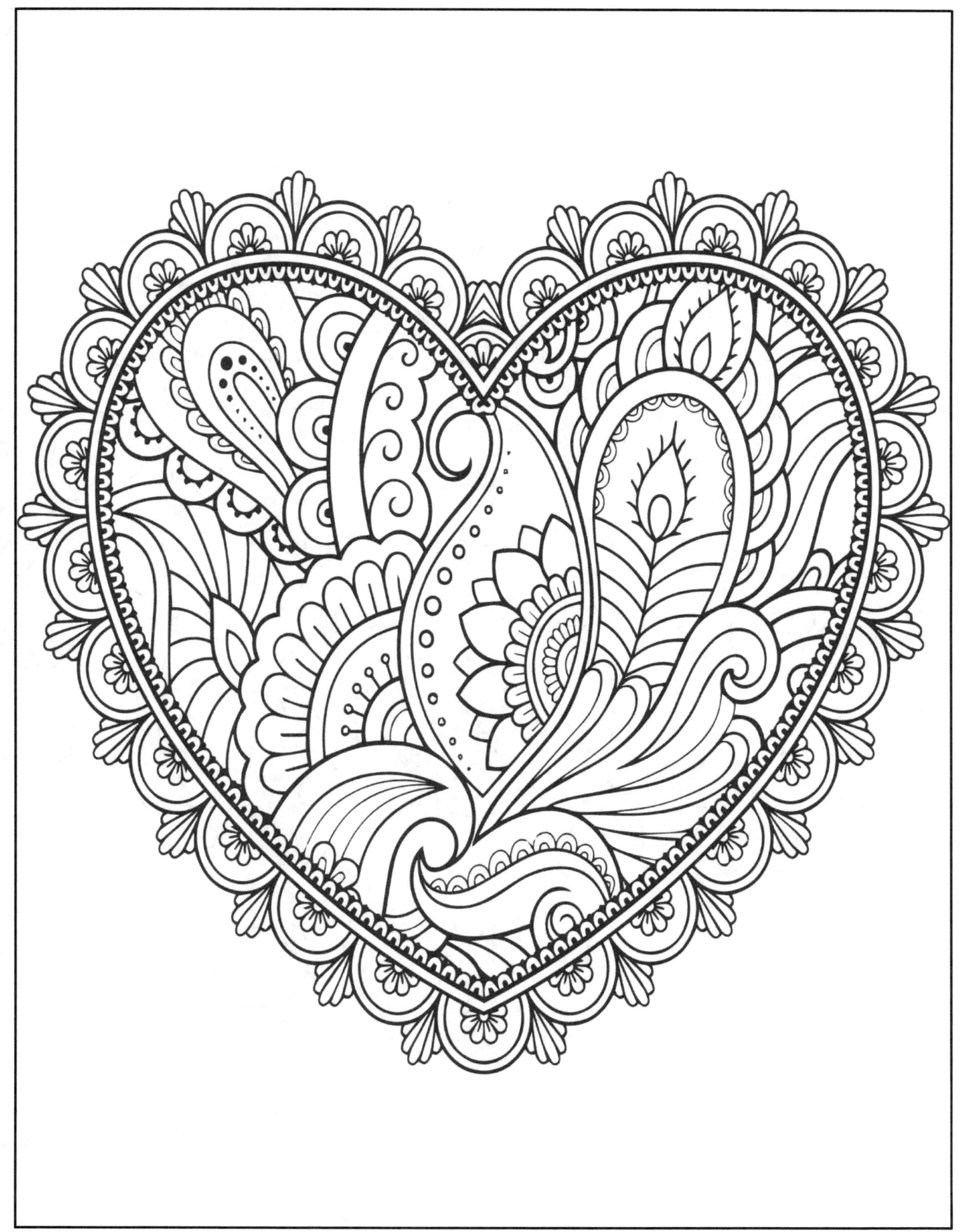

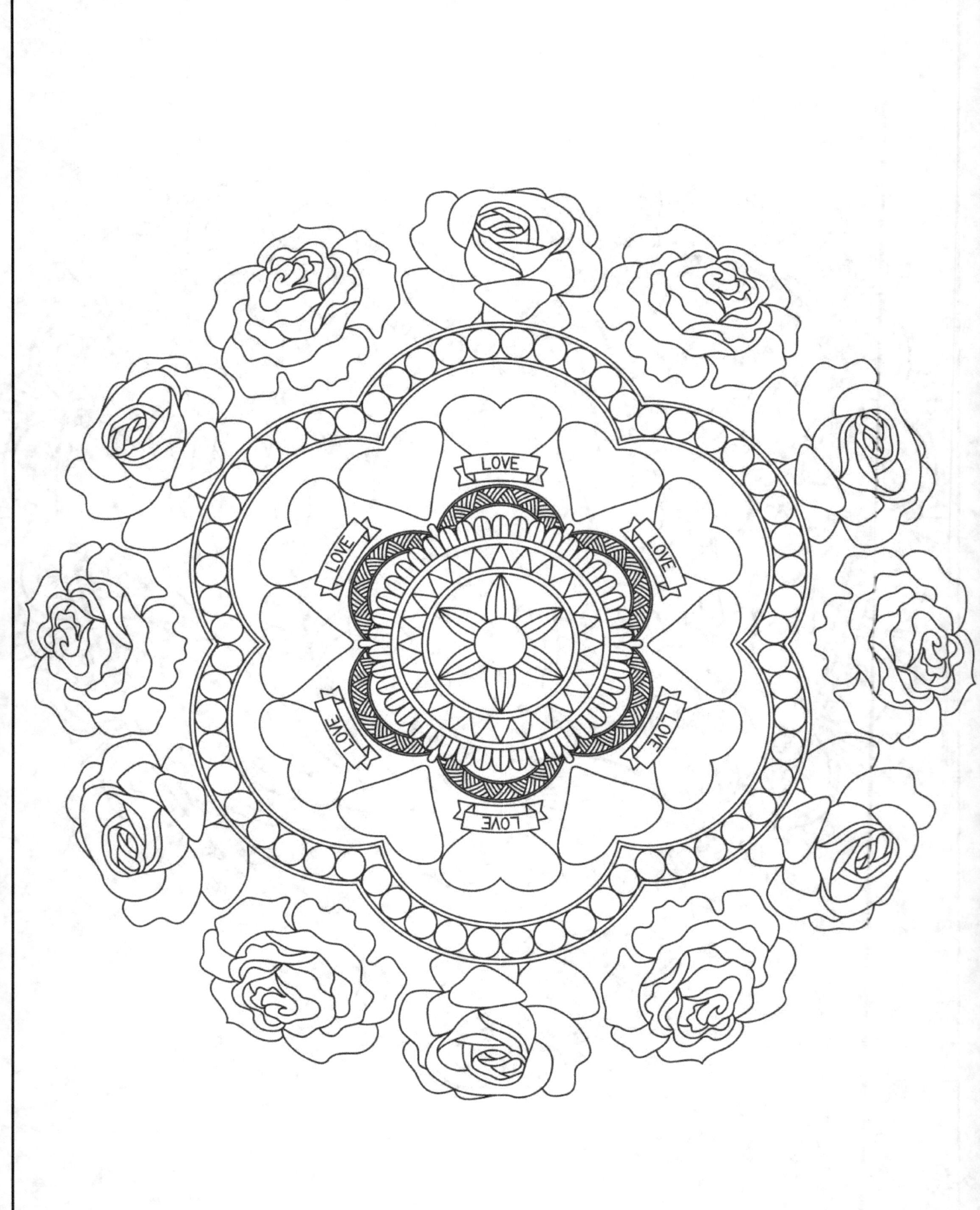

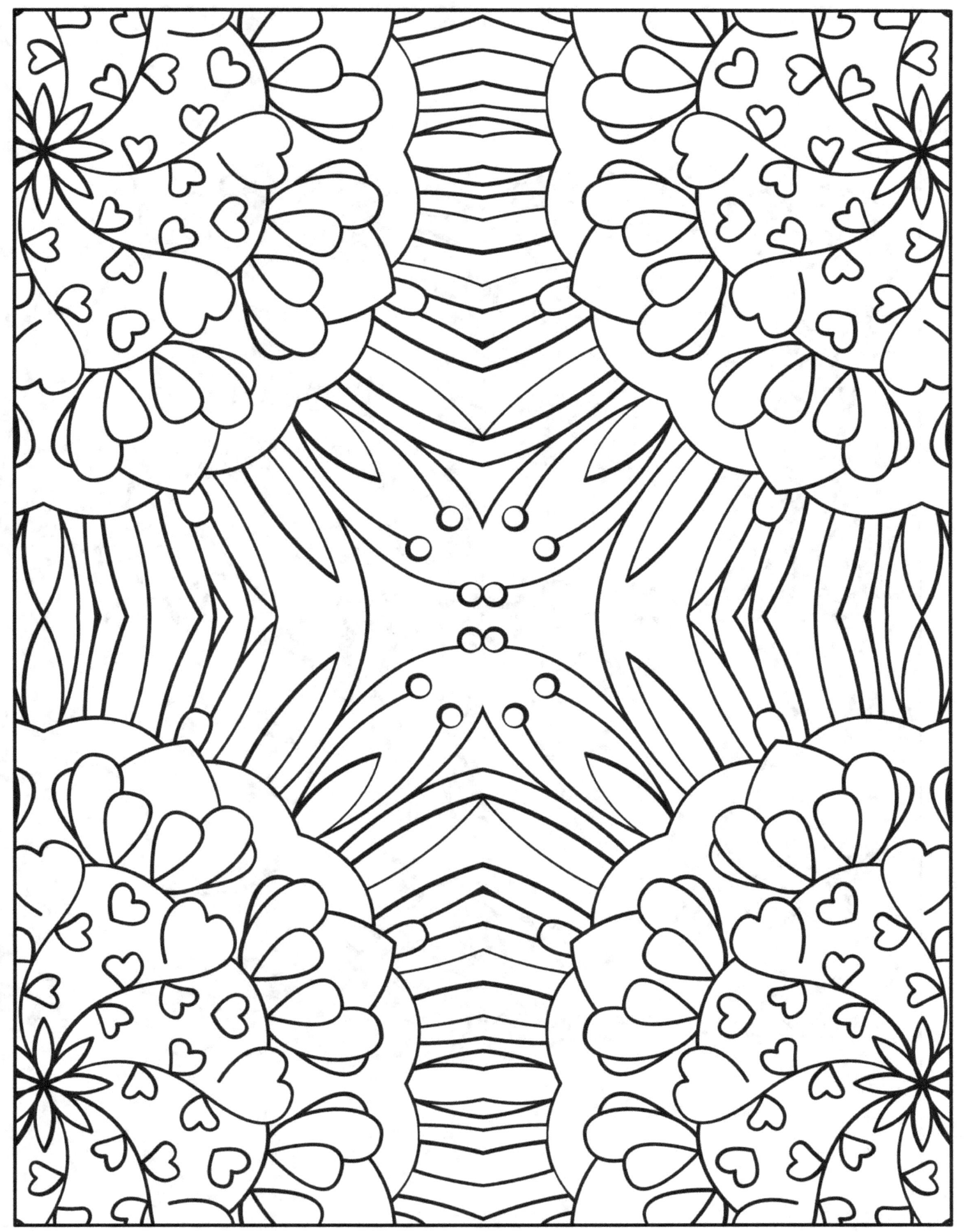

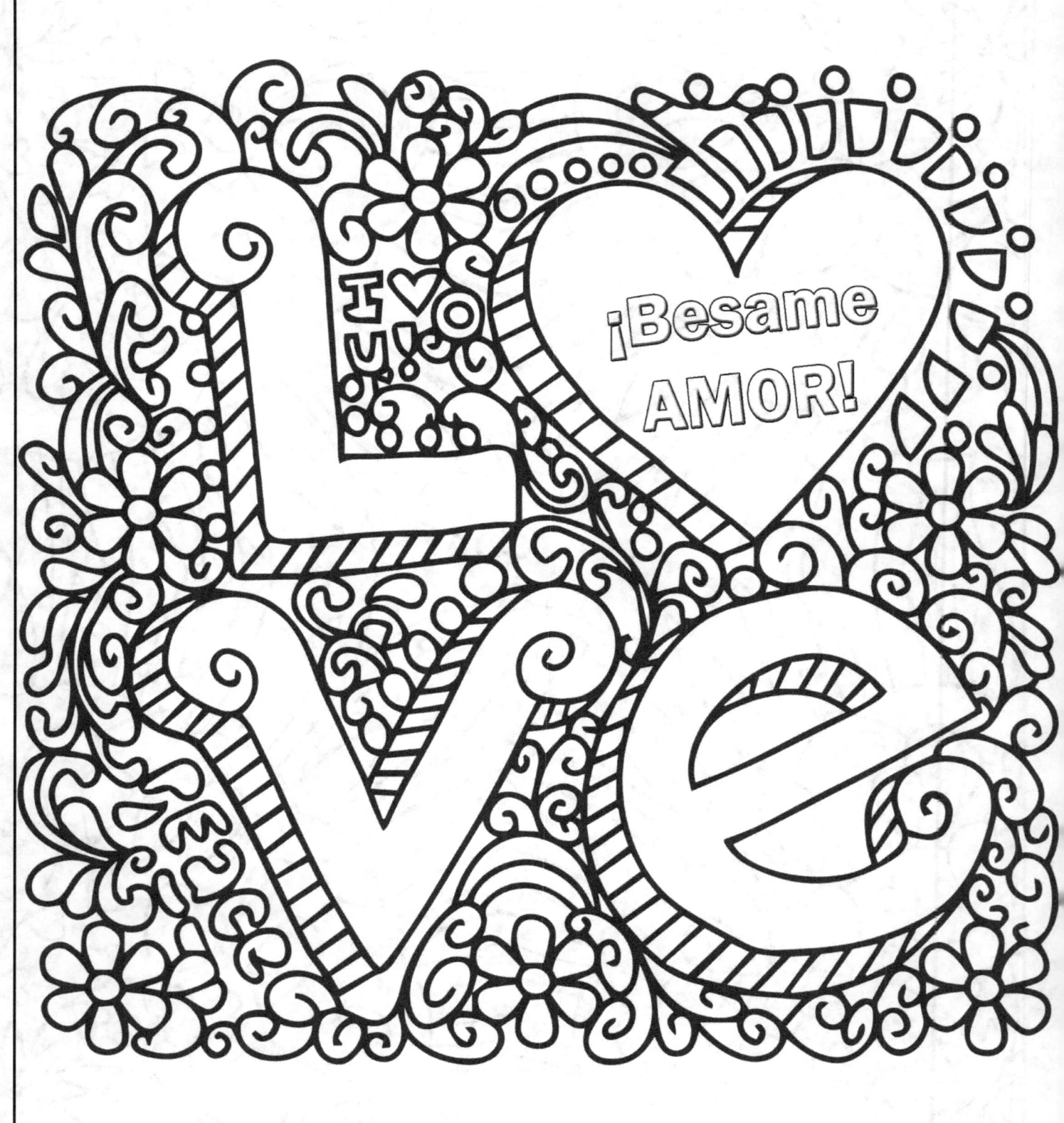

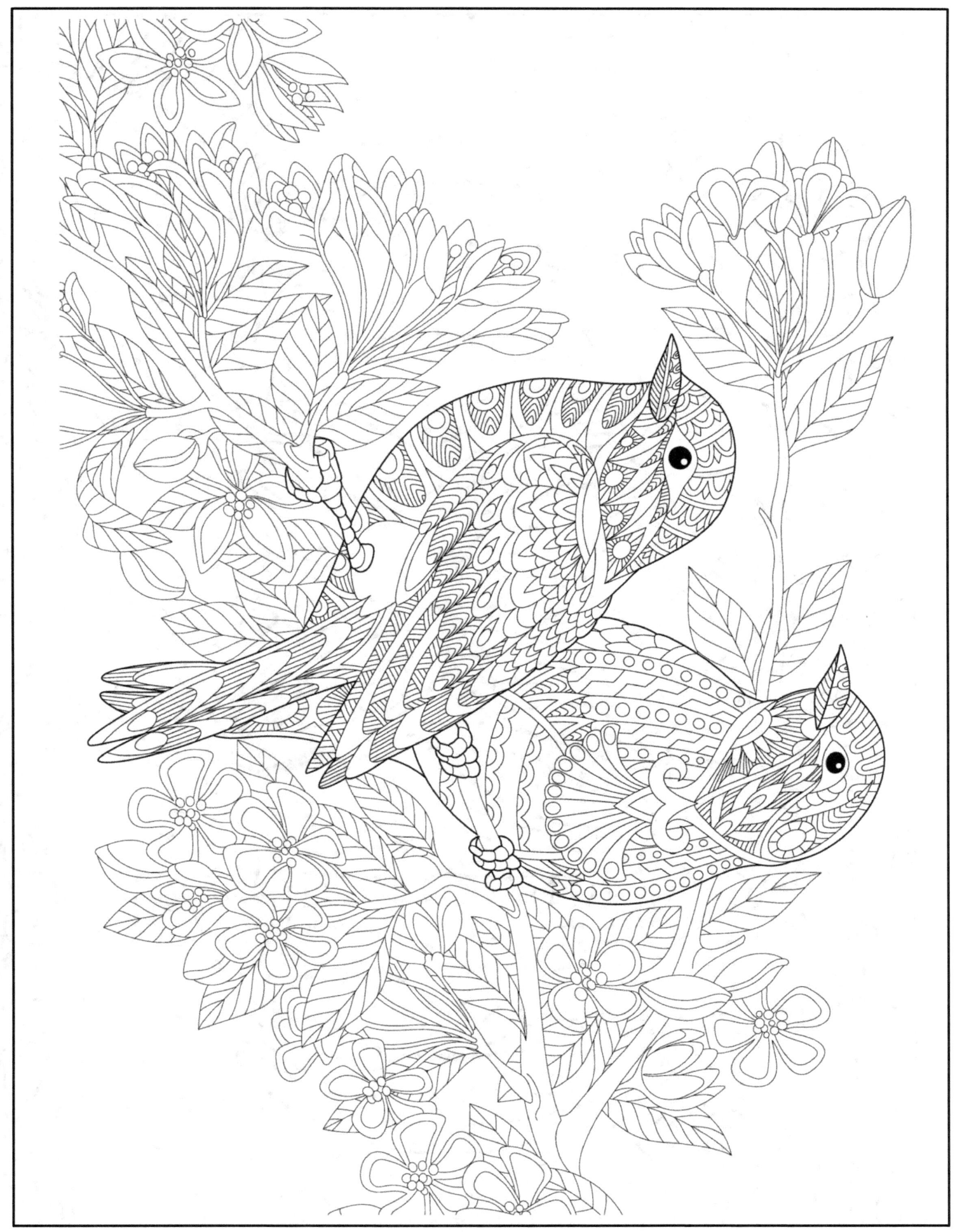

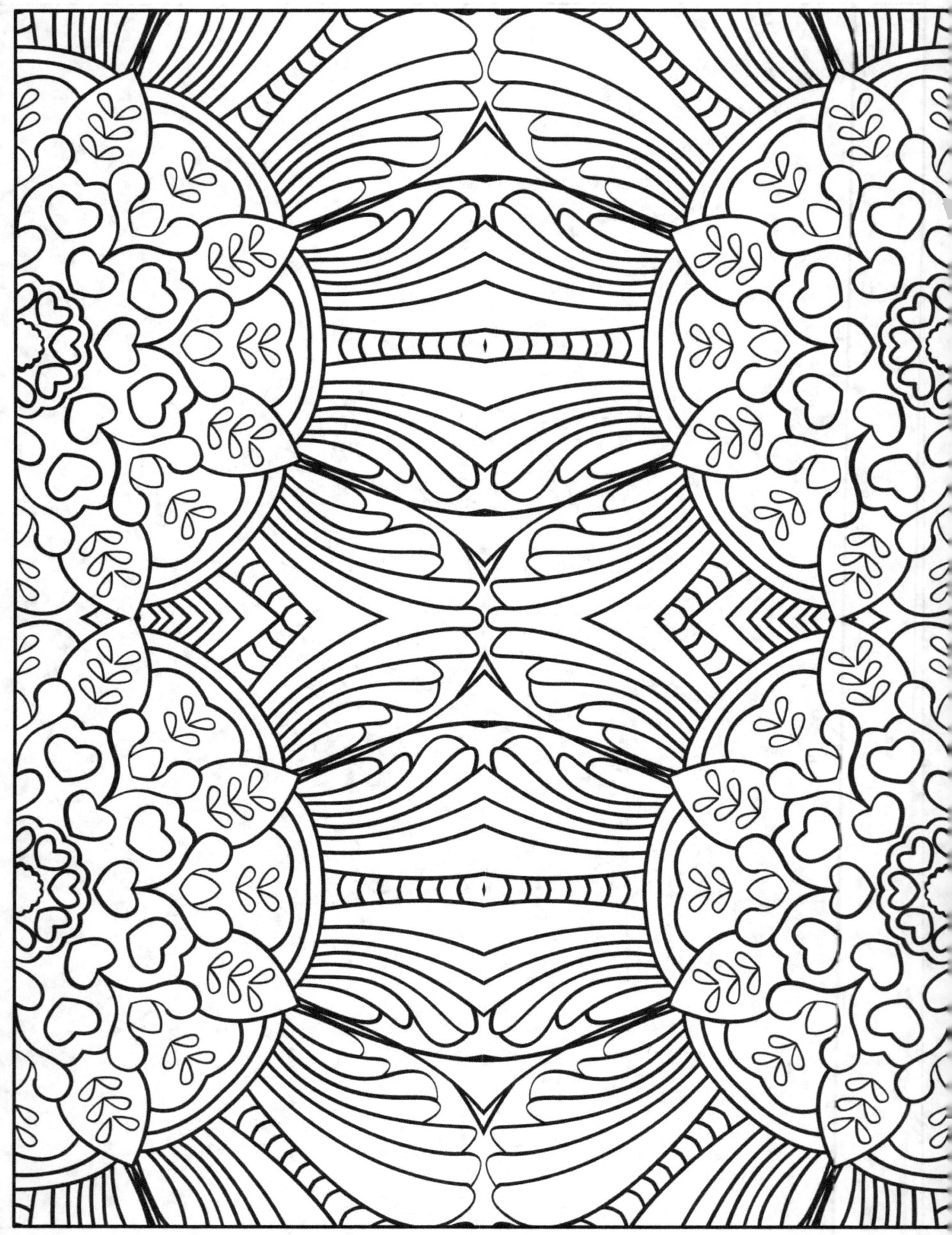

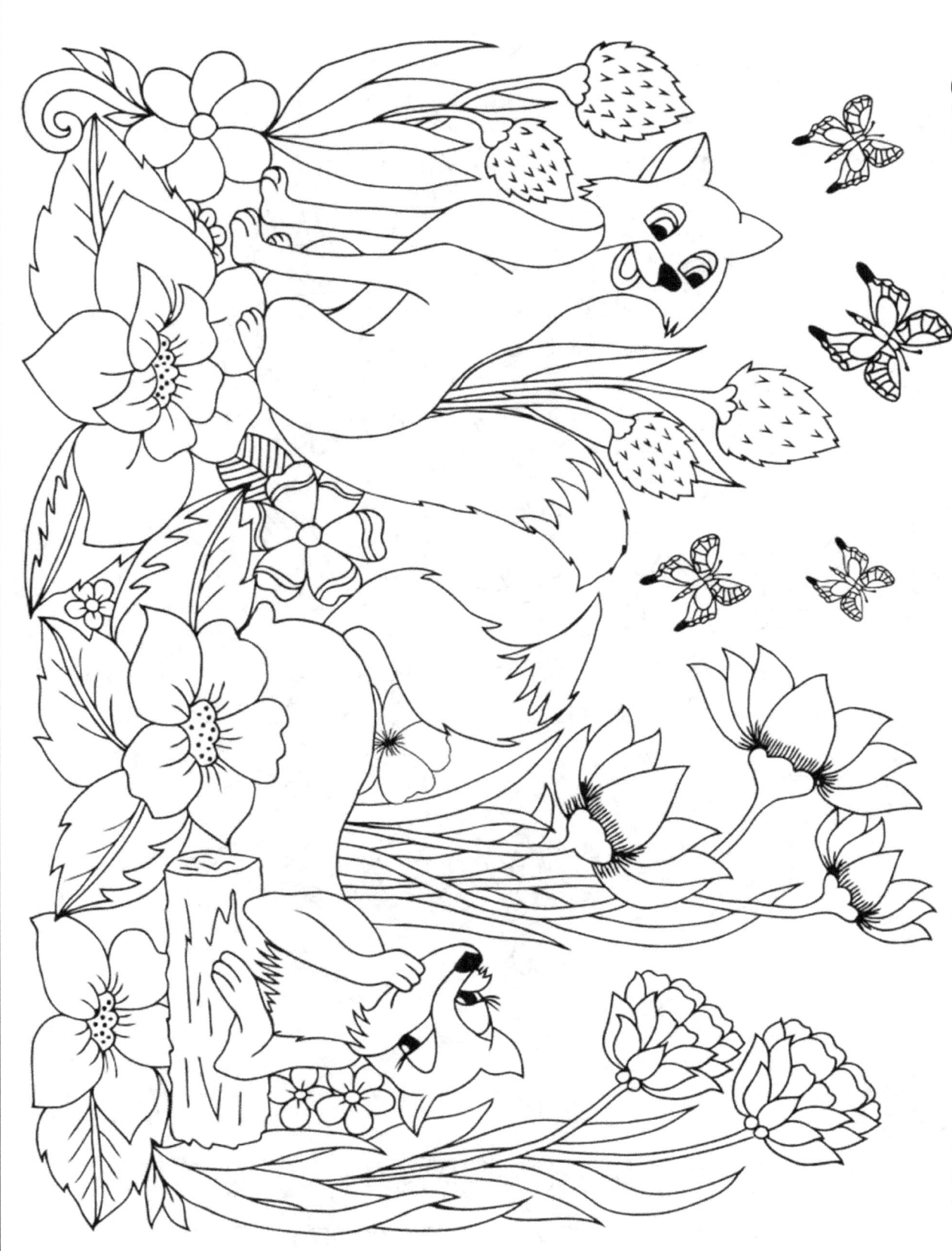

El amor sucede accidentalmente, en un momento, en un solo instante."

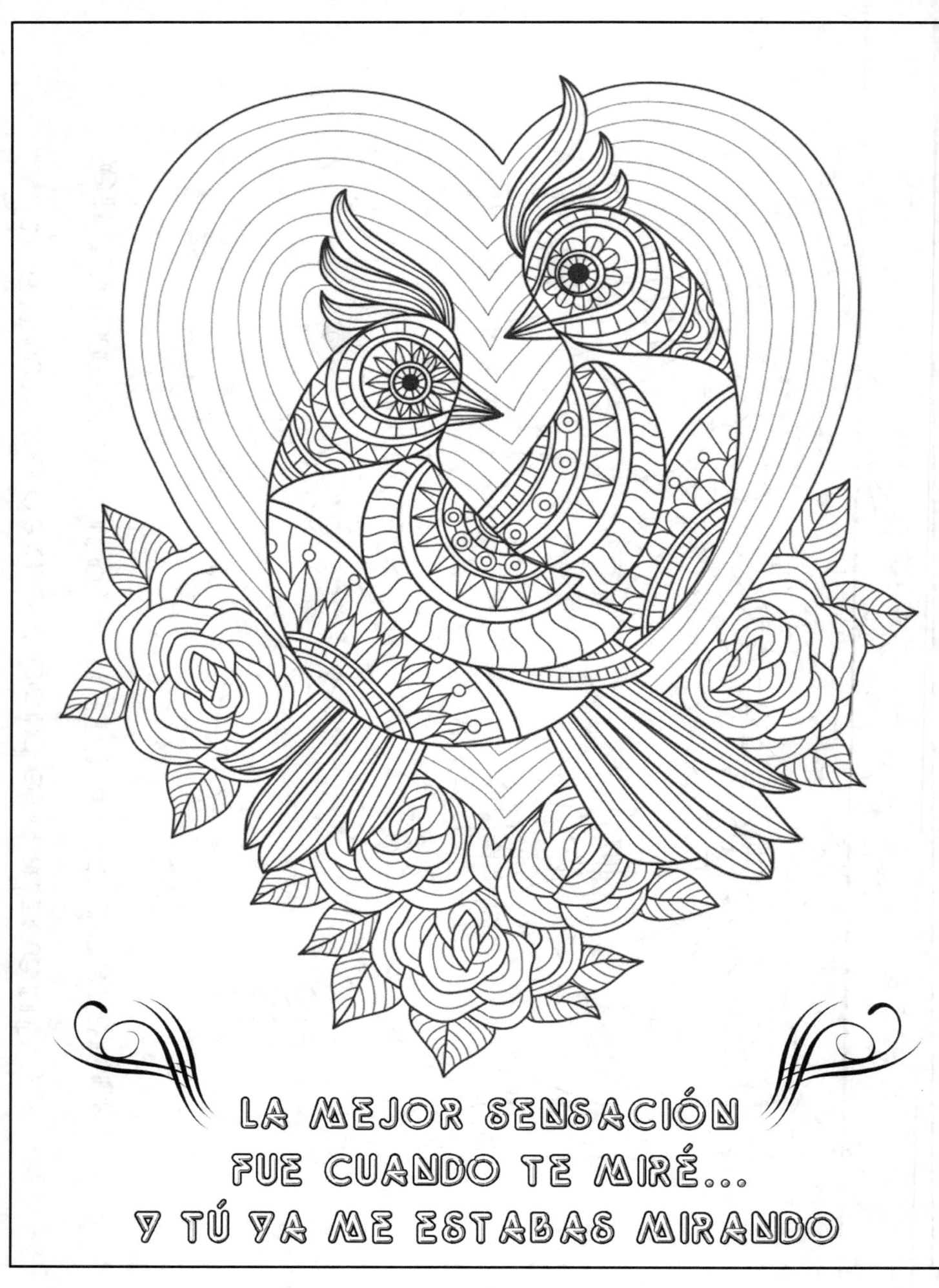

LA MEJOR SENSACIÓN
FUE CUANDO TE MIRÉ...
Y TÚ YA ME ESTABAS MIRANDO

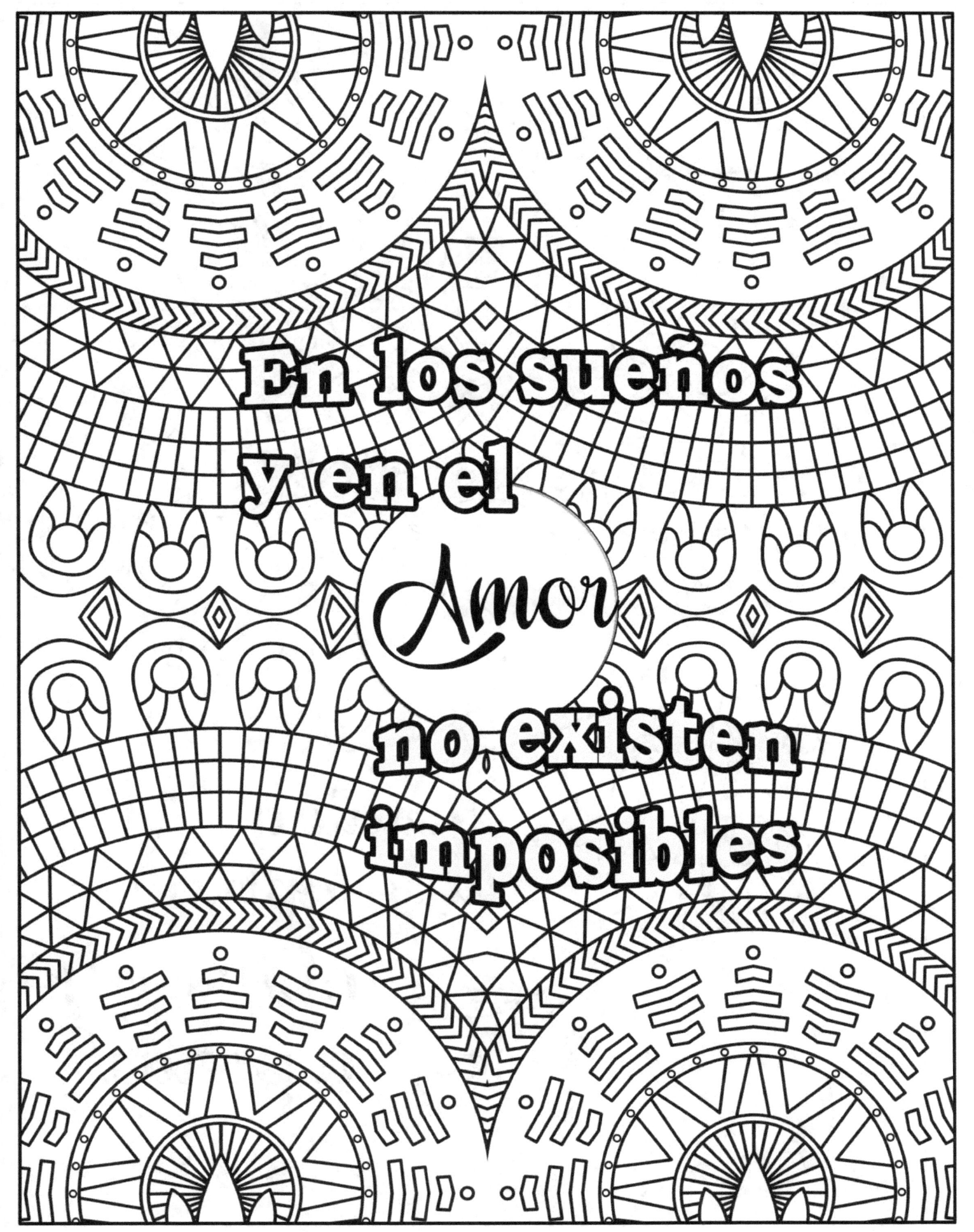

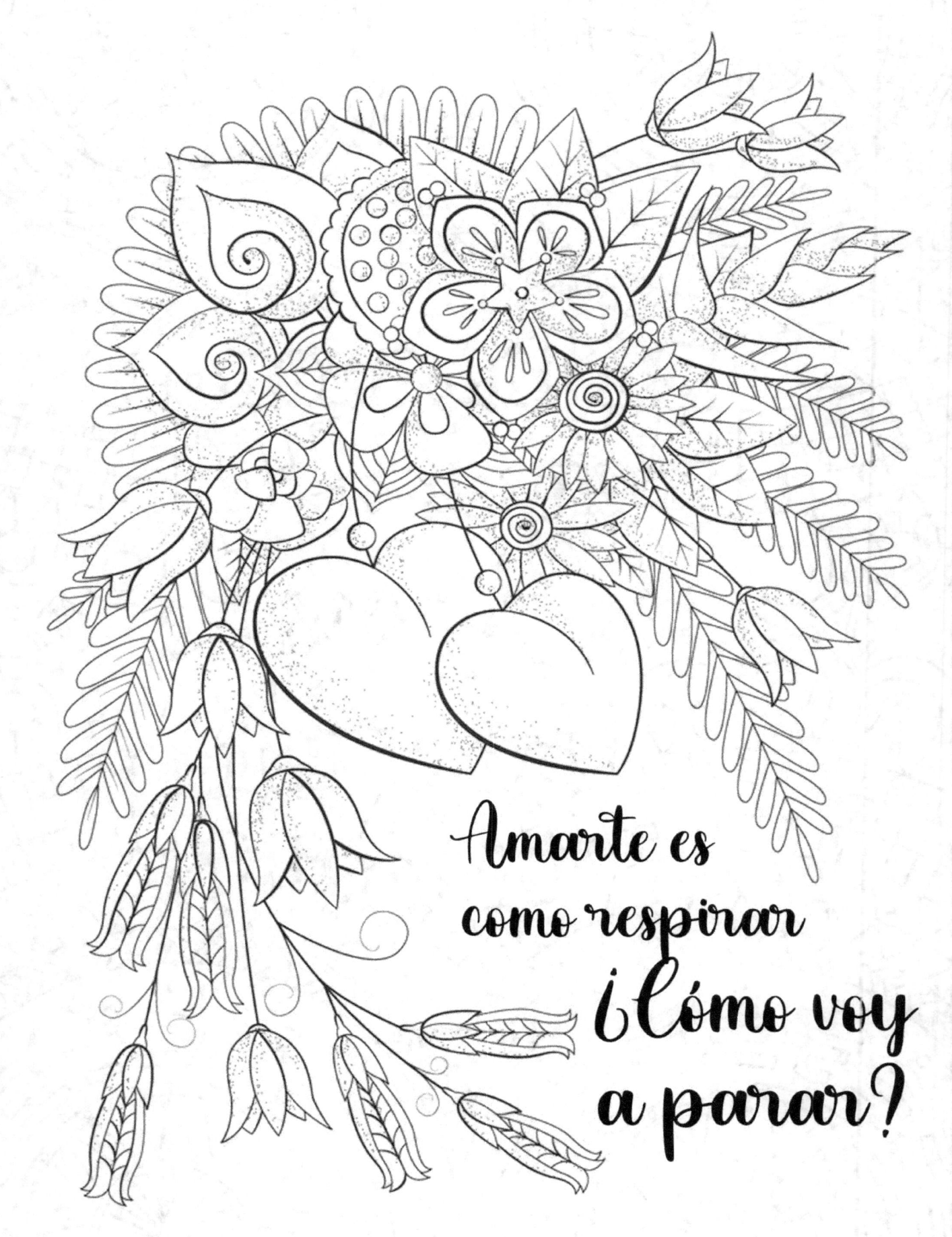

Amarte es
como respirar
¿Cómo voy
a parar?

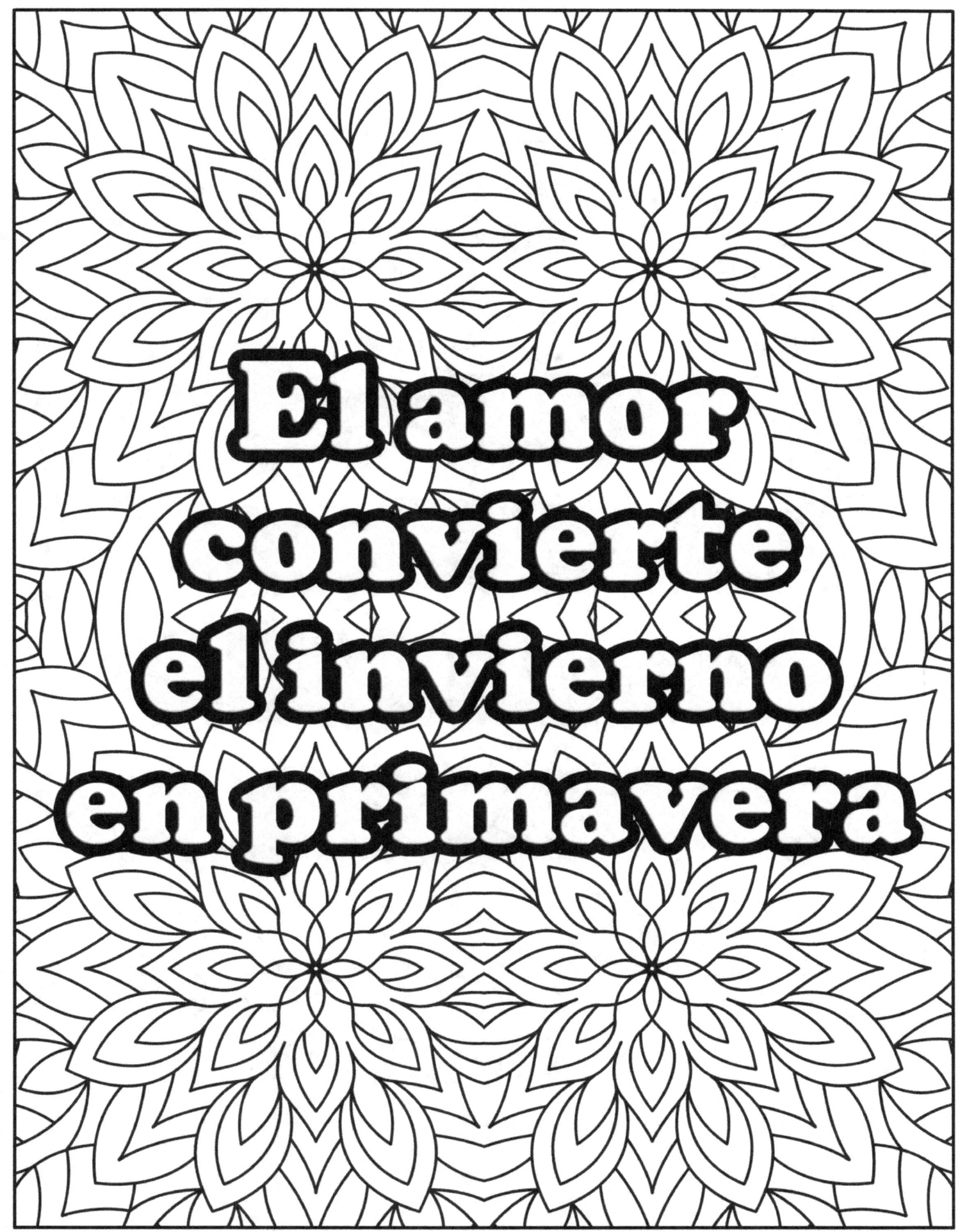

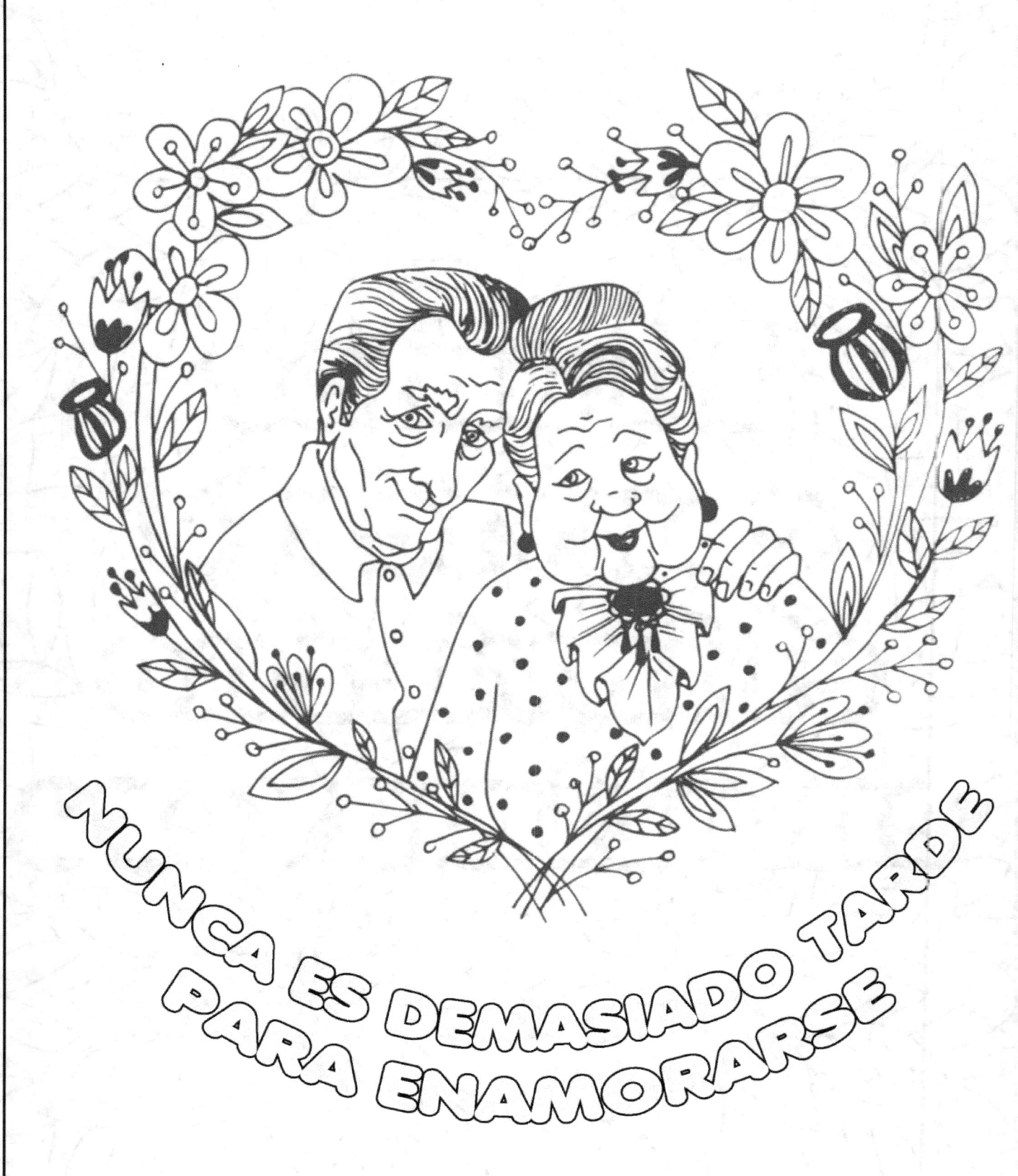

NUNCA ES DEMASIADO TARDE PARA ENAMORARSE

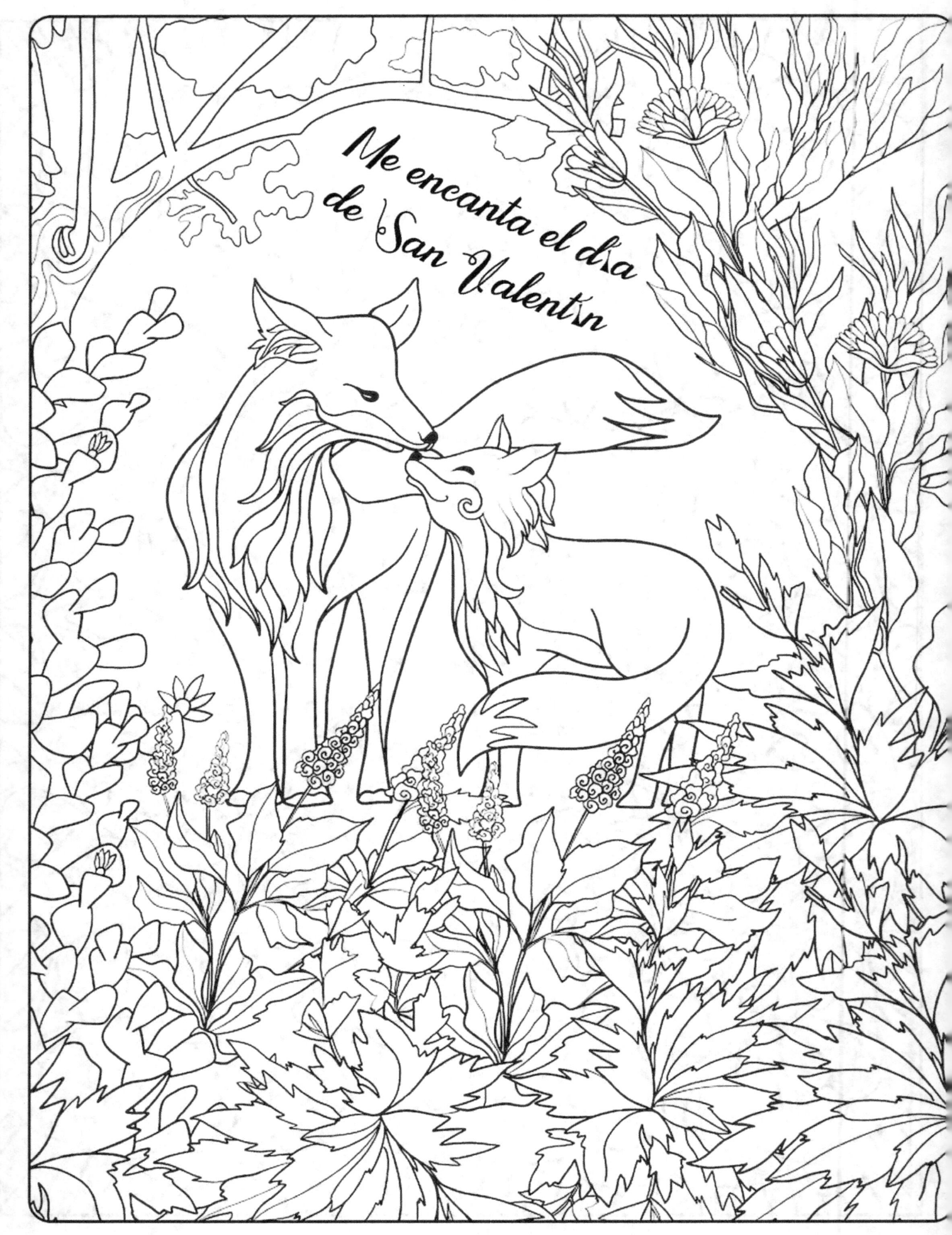

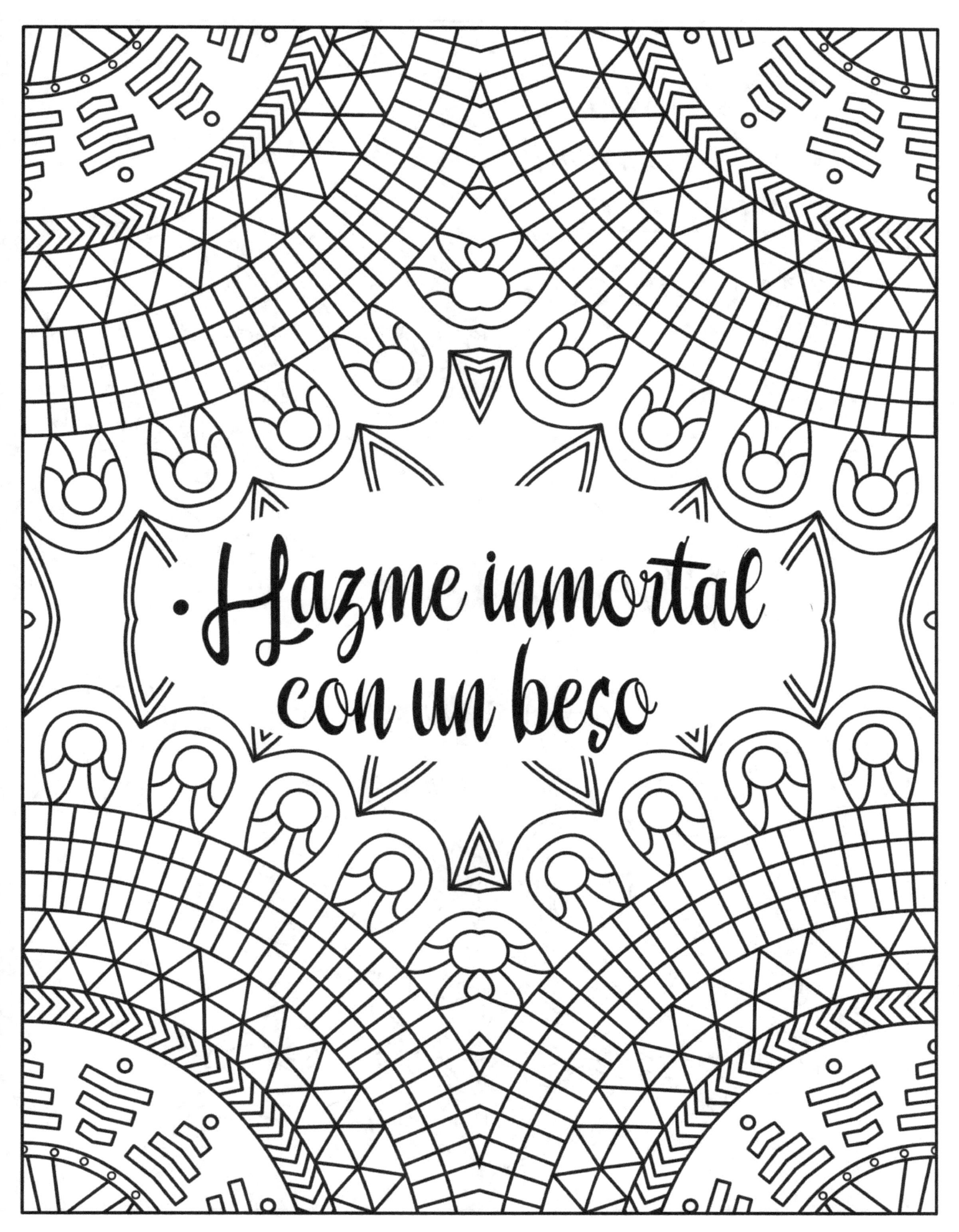

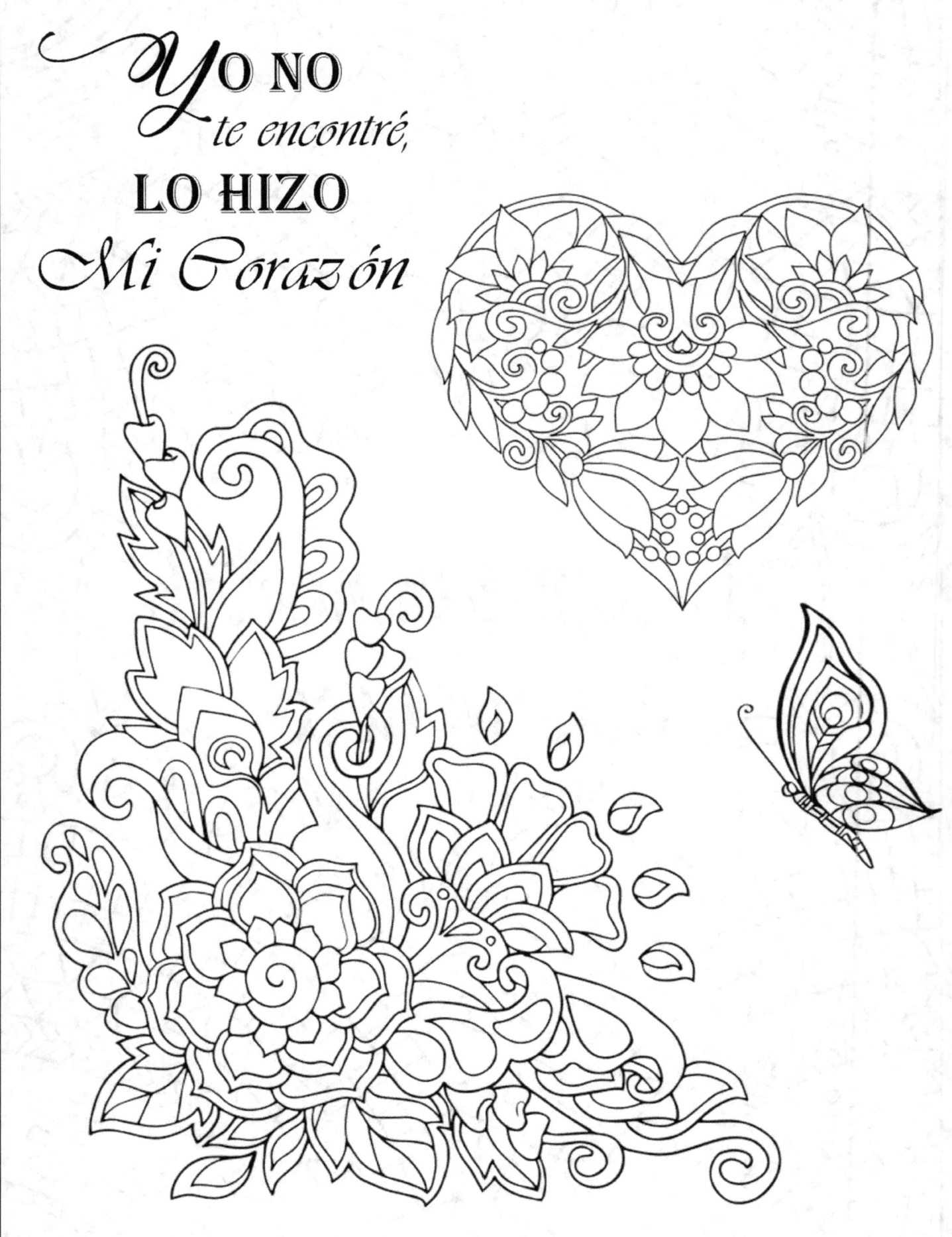

Yo no te encontré, LO HIZO Mi Corazón

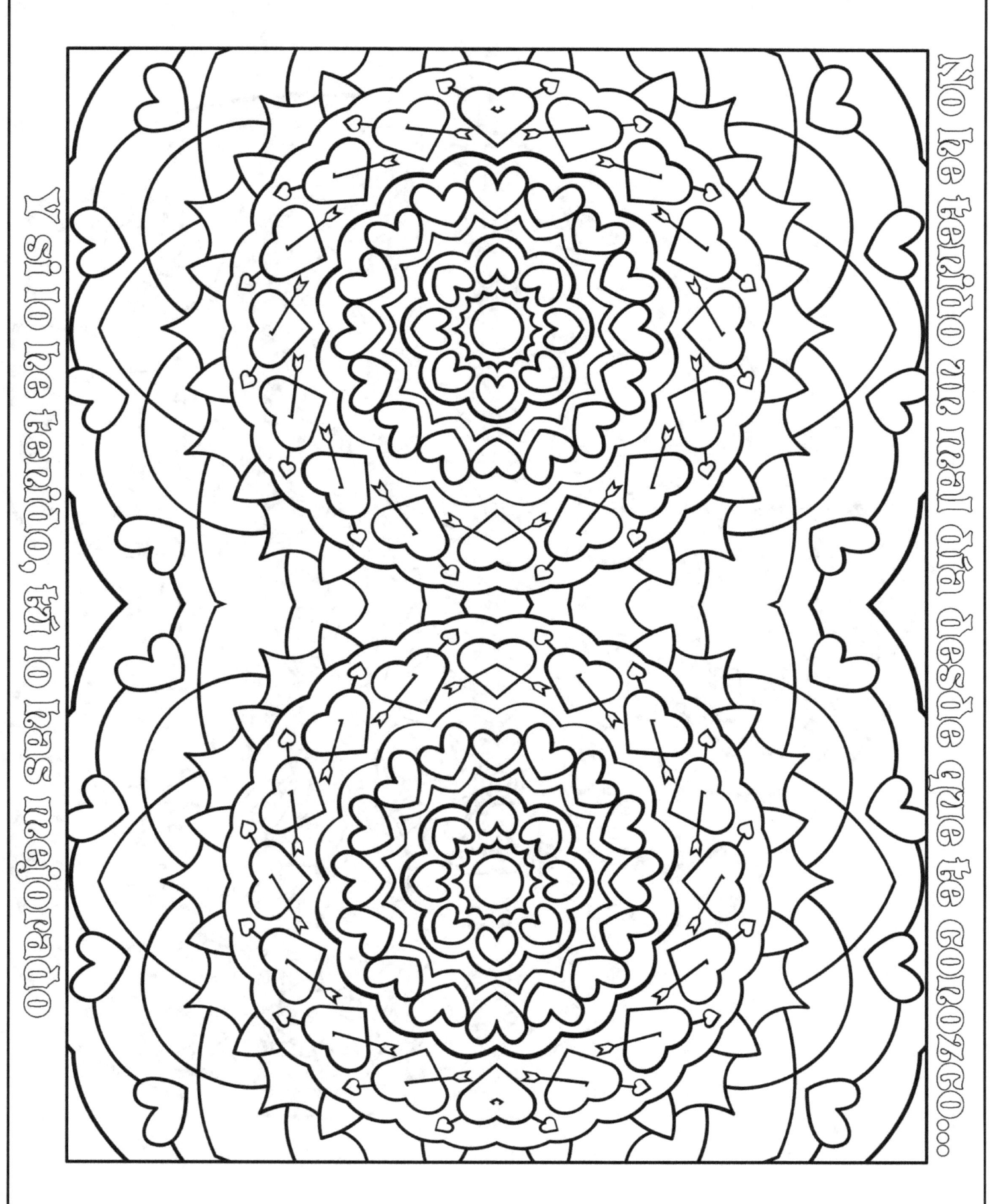

No he tenido un real día desde que te conozco...

Y si lo he tenido, tú lo has mejorado

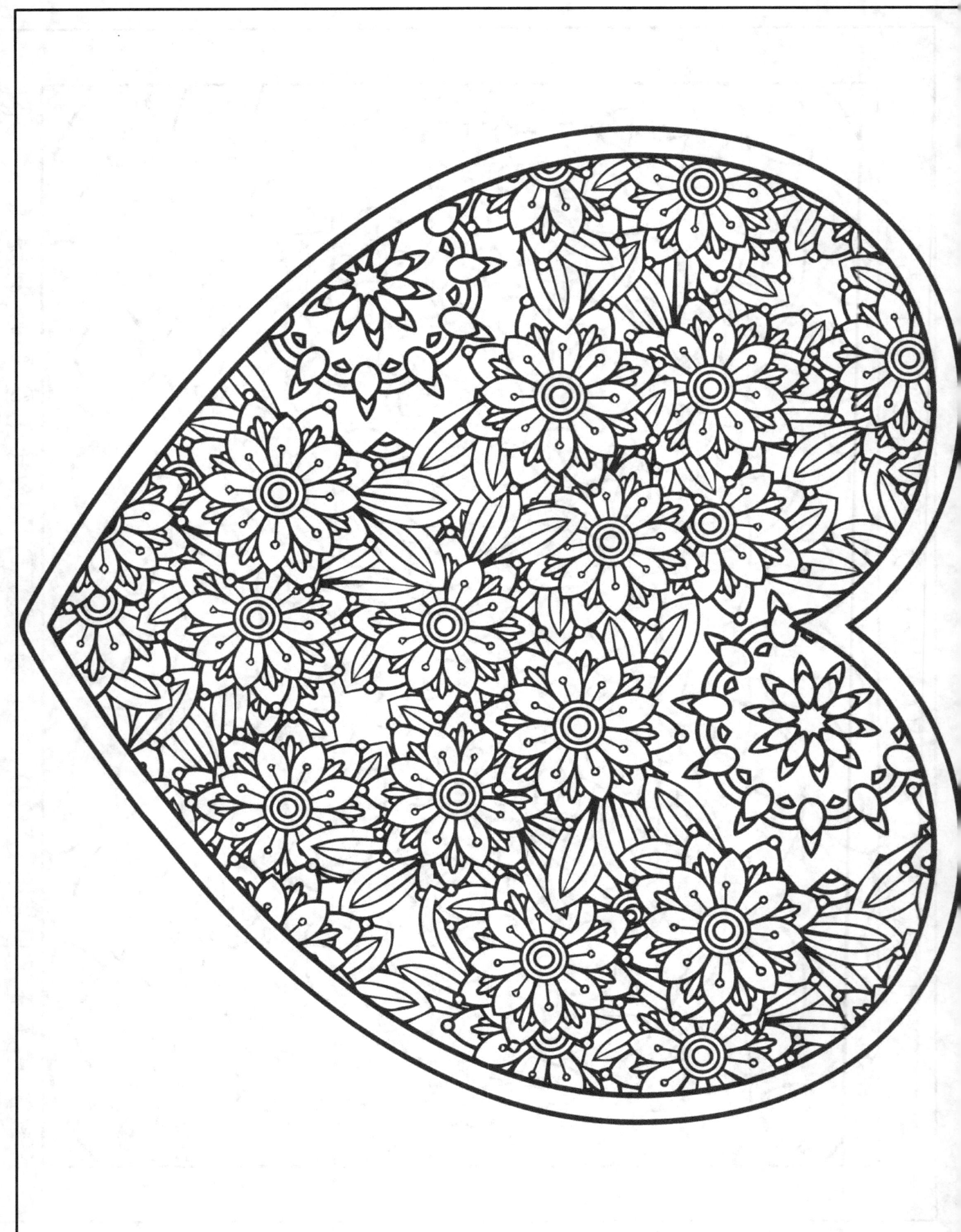

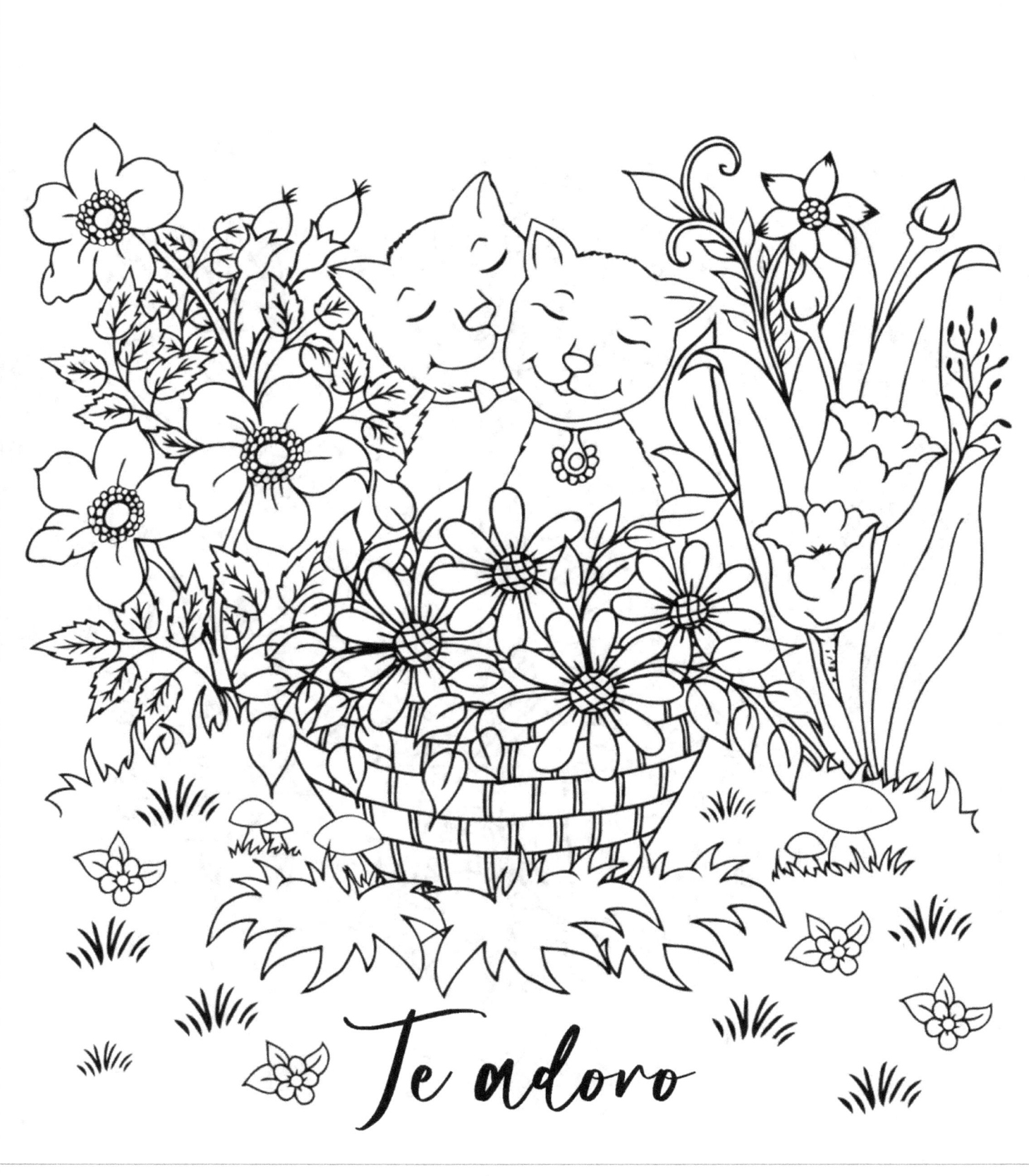

Te adoro

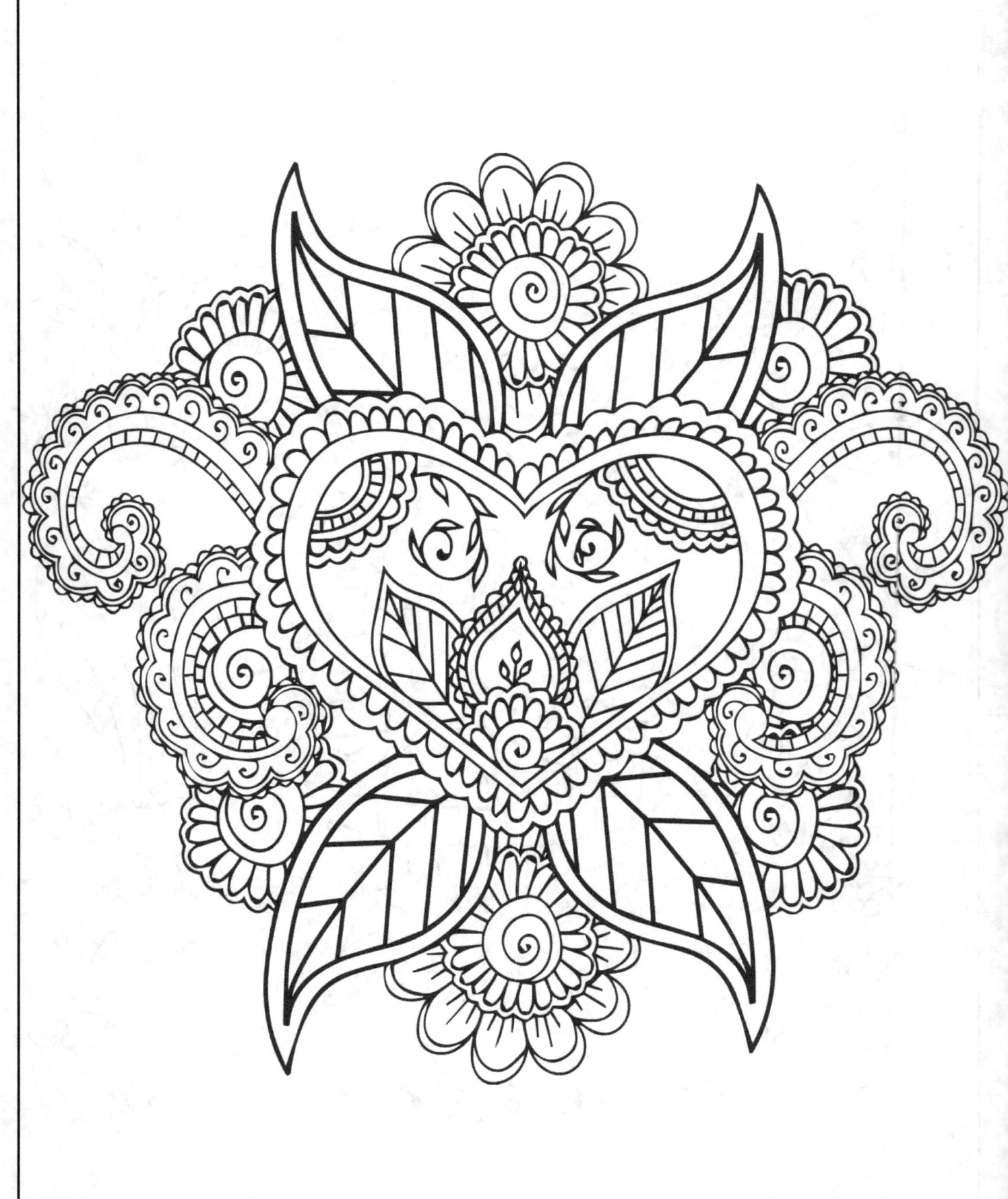

Solo vives una vez,

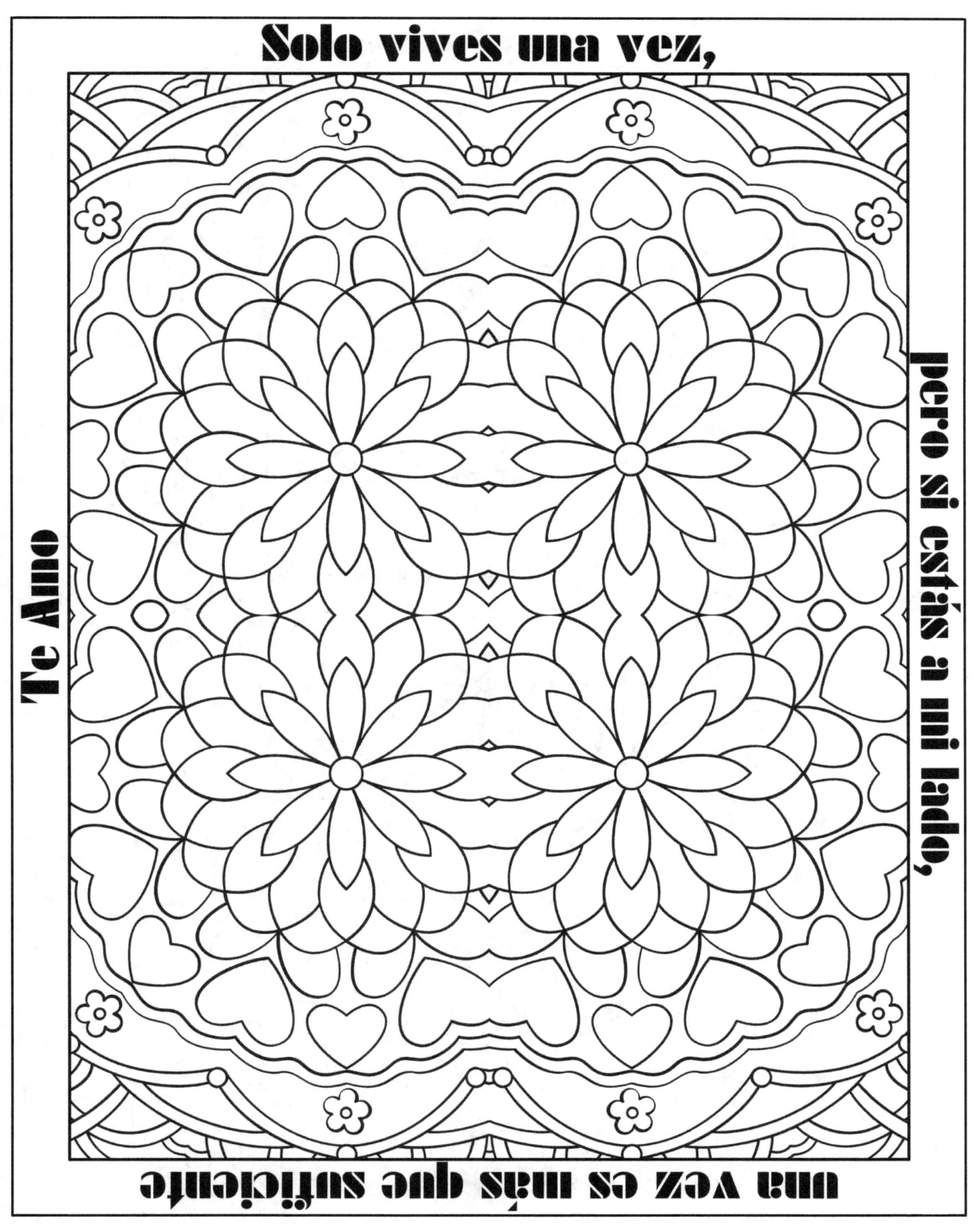

pero si estás a mi lado,

Te Amo

una vez es más que suficiente

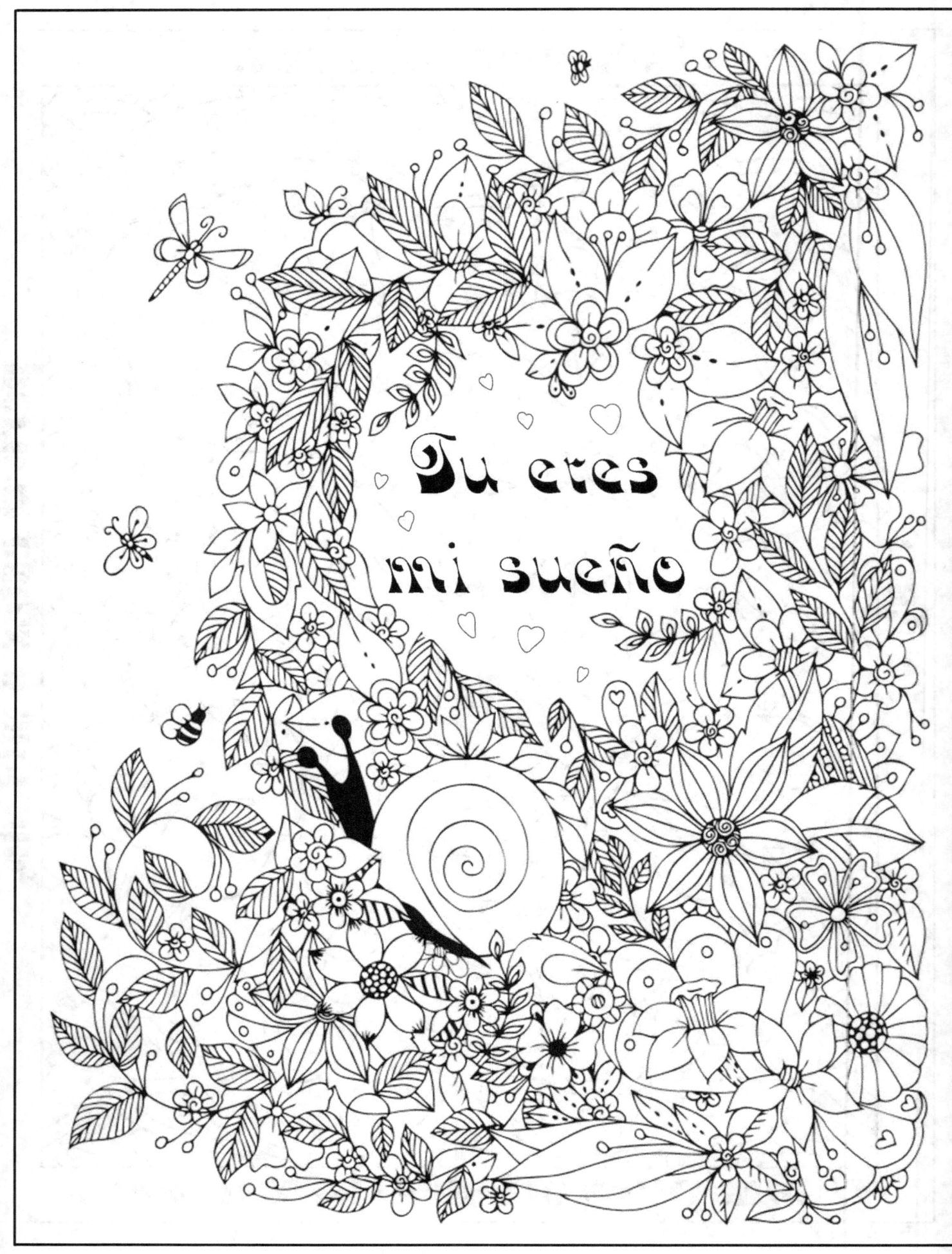

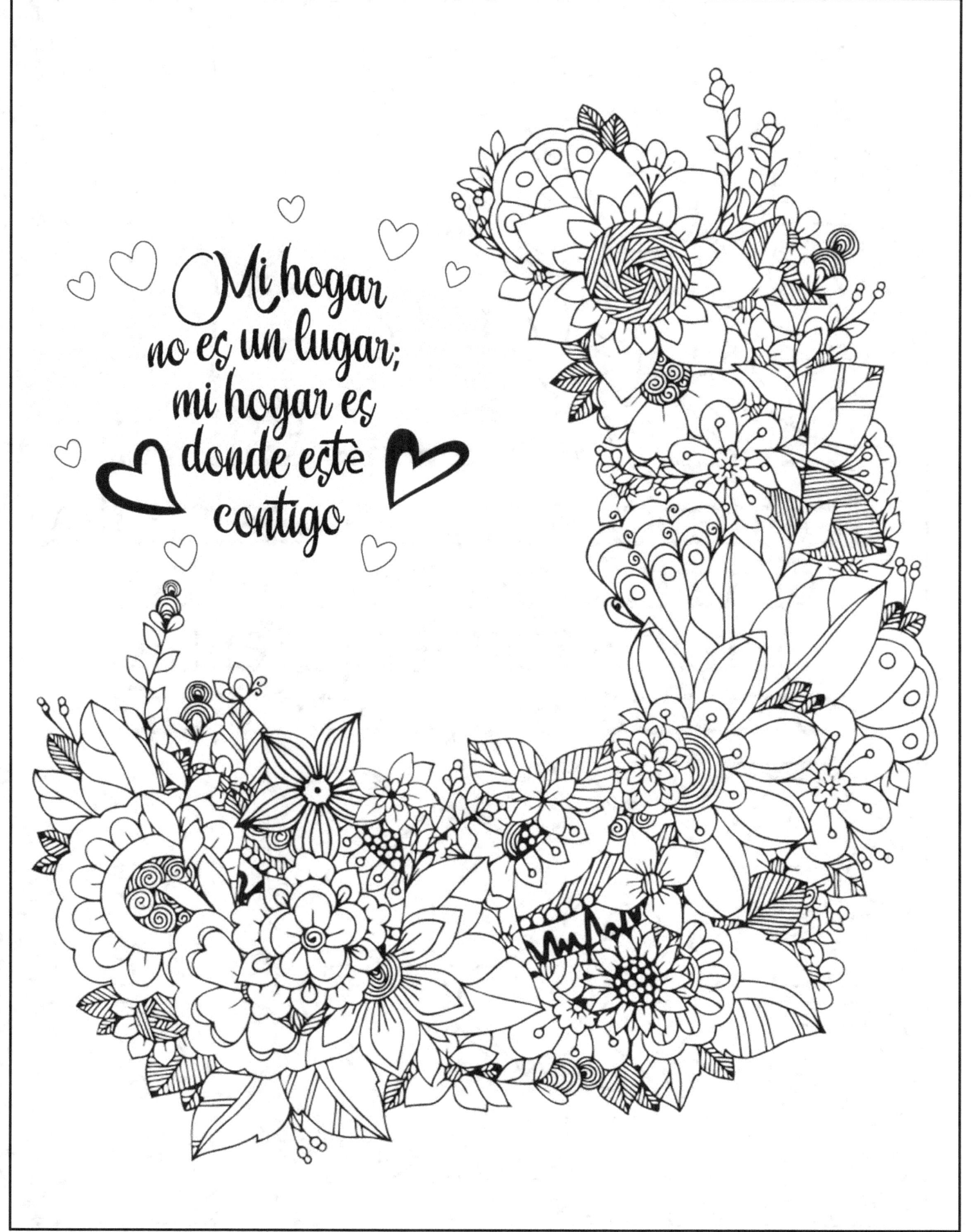

Mi hogar
no es un lugar;
mi hogar es
donde estè
contigo

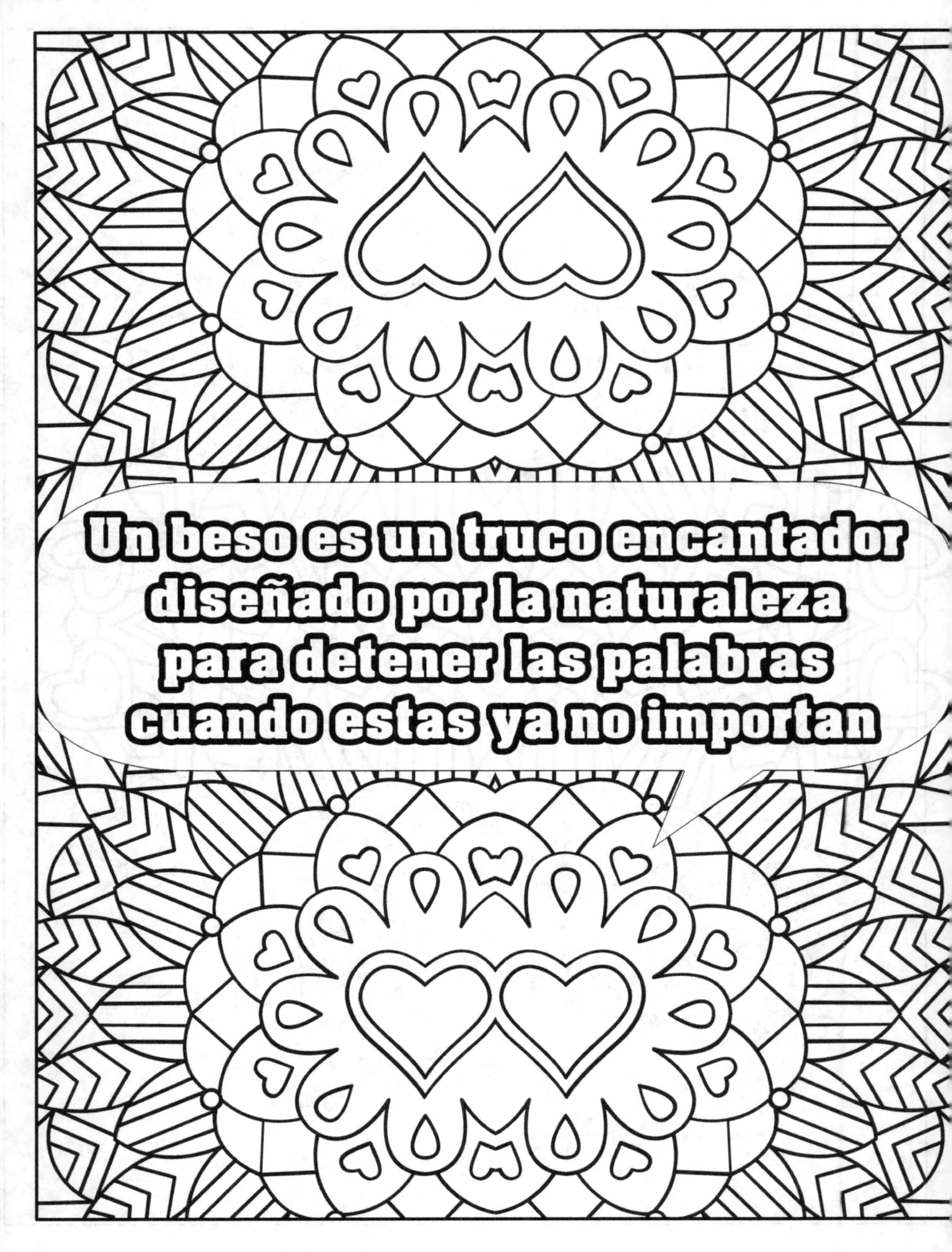

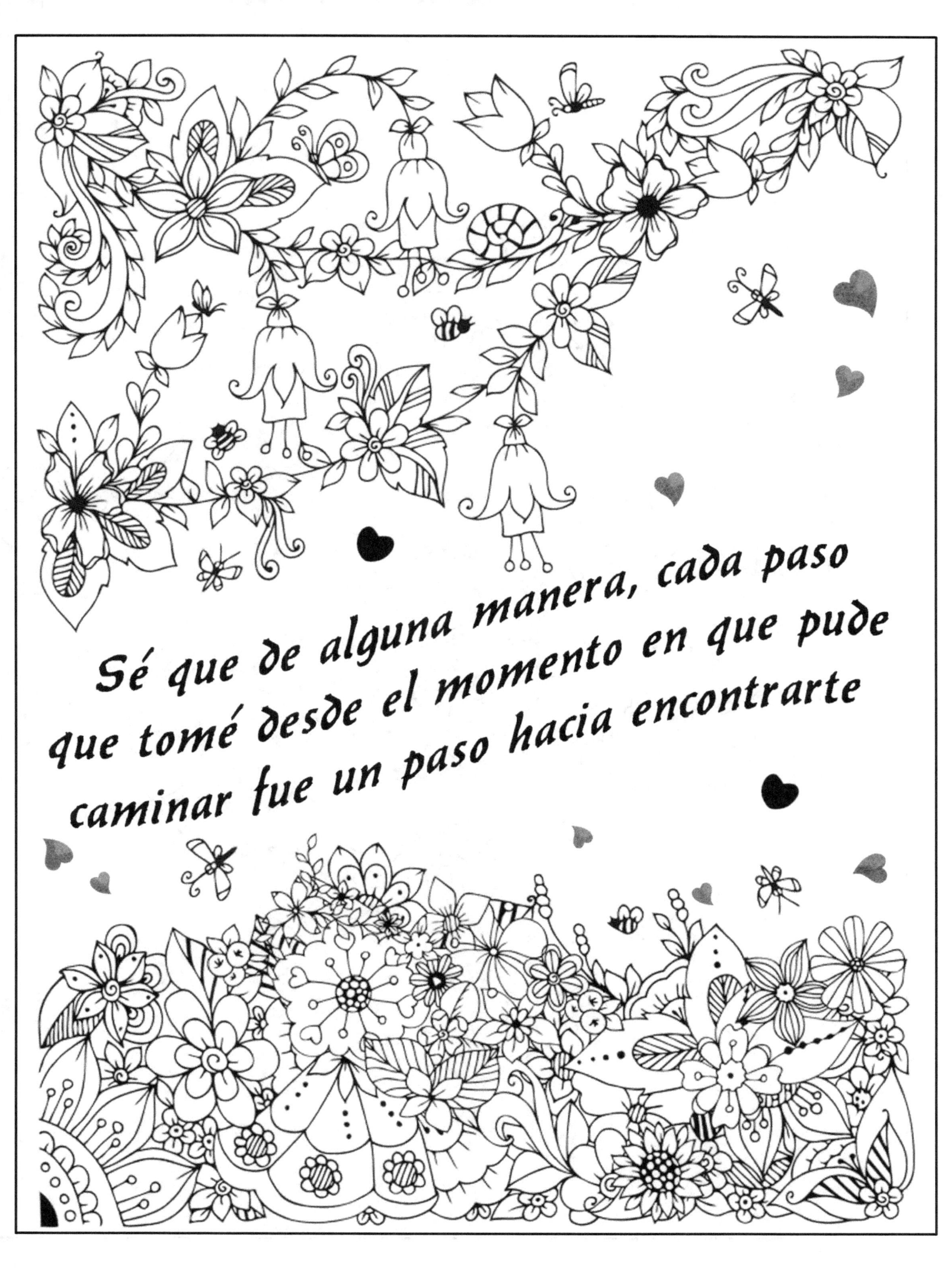

Sé que de alguna manera, cada paso que tomé desde el momento en que pude caminar fue un paso hacia encontrarte

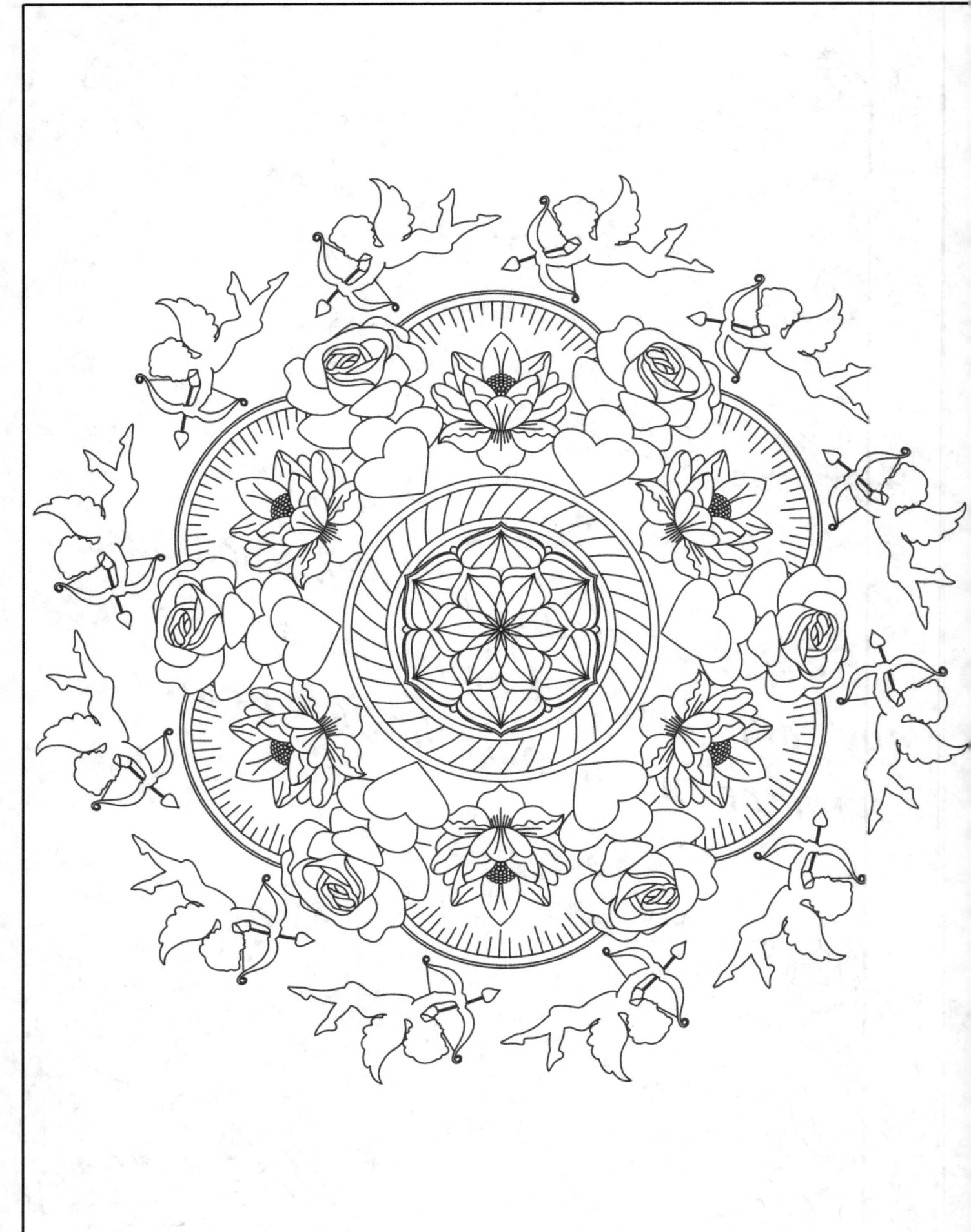

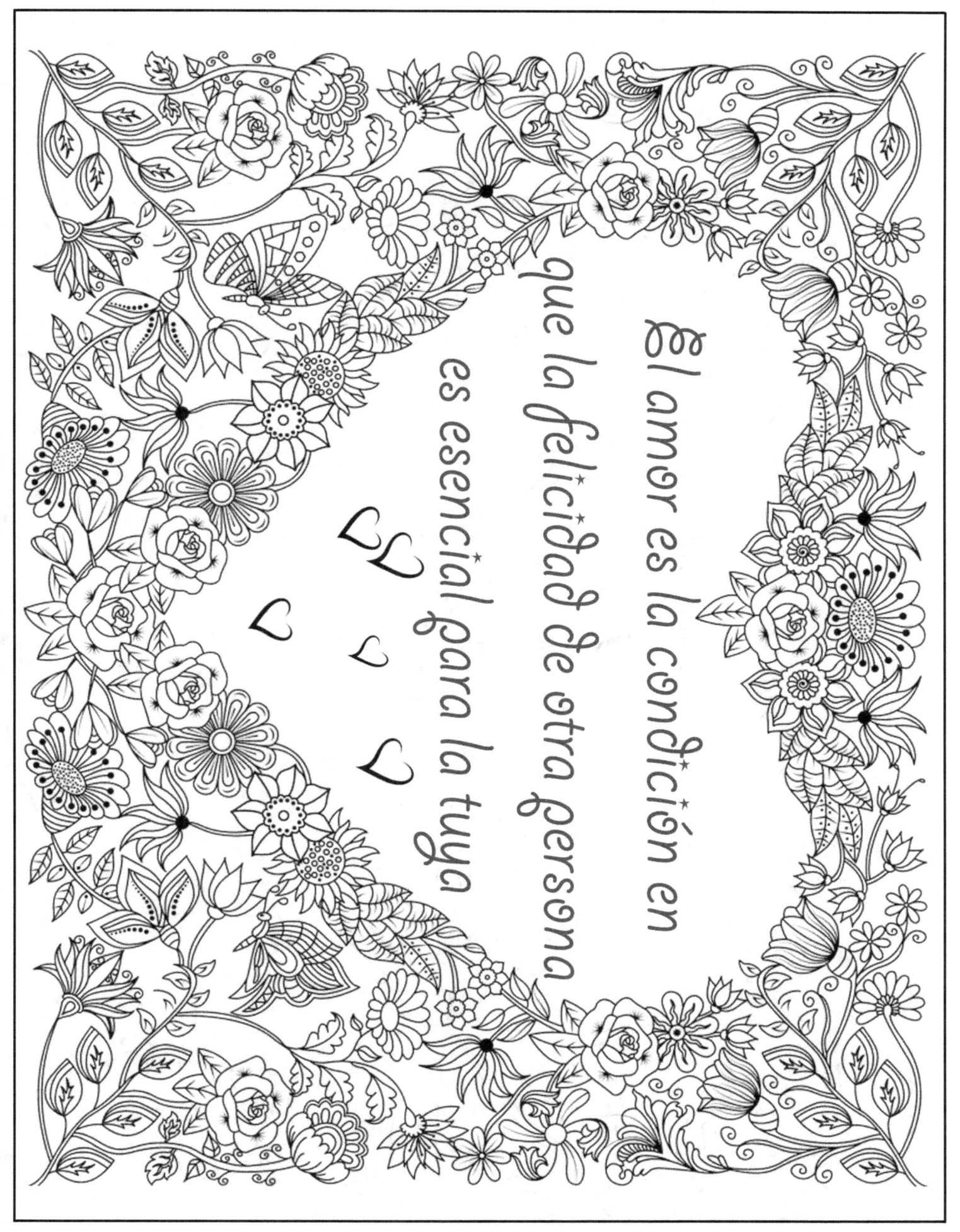

El amor es la condición en que la felicidad de otra persona es esencial para la tuya

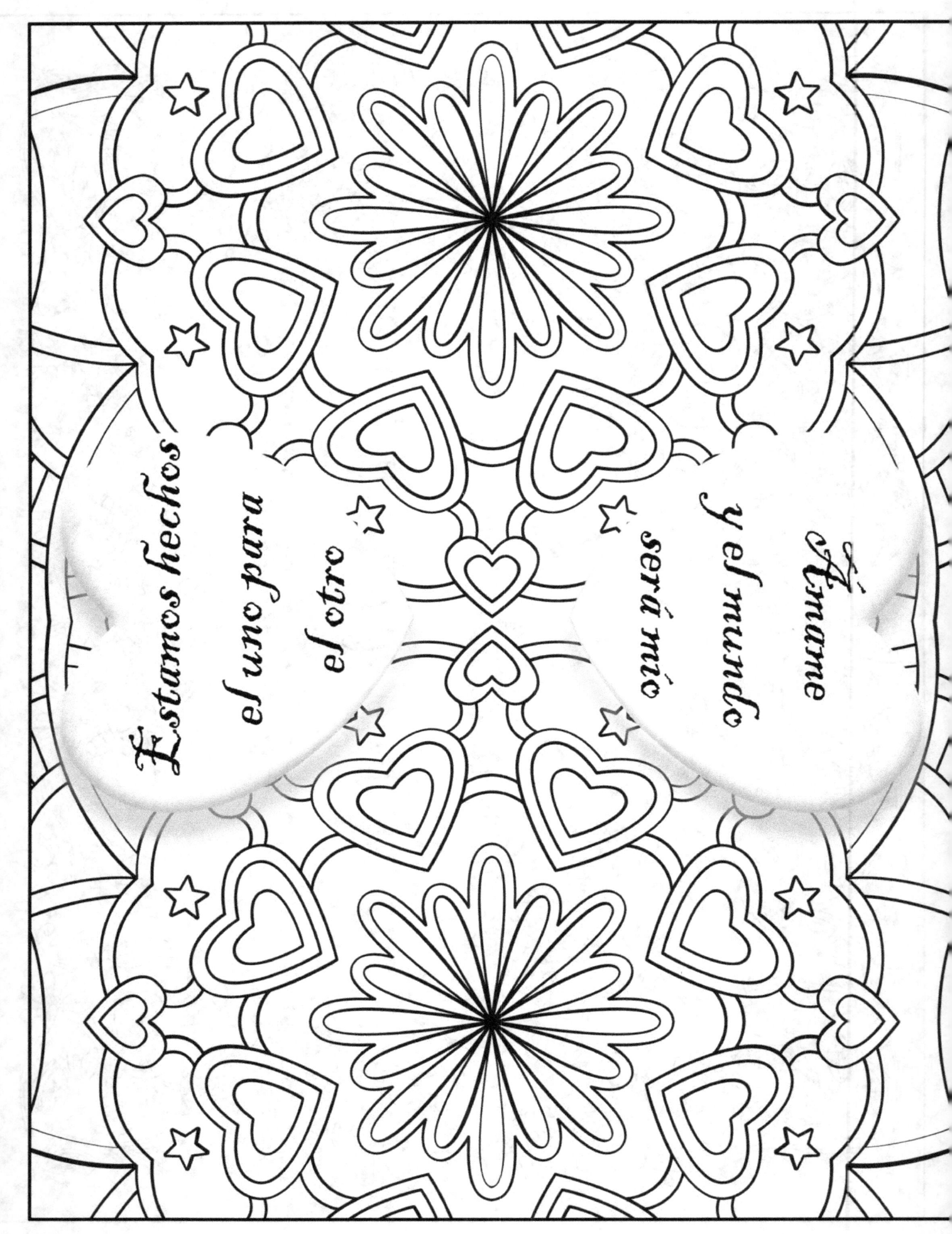

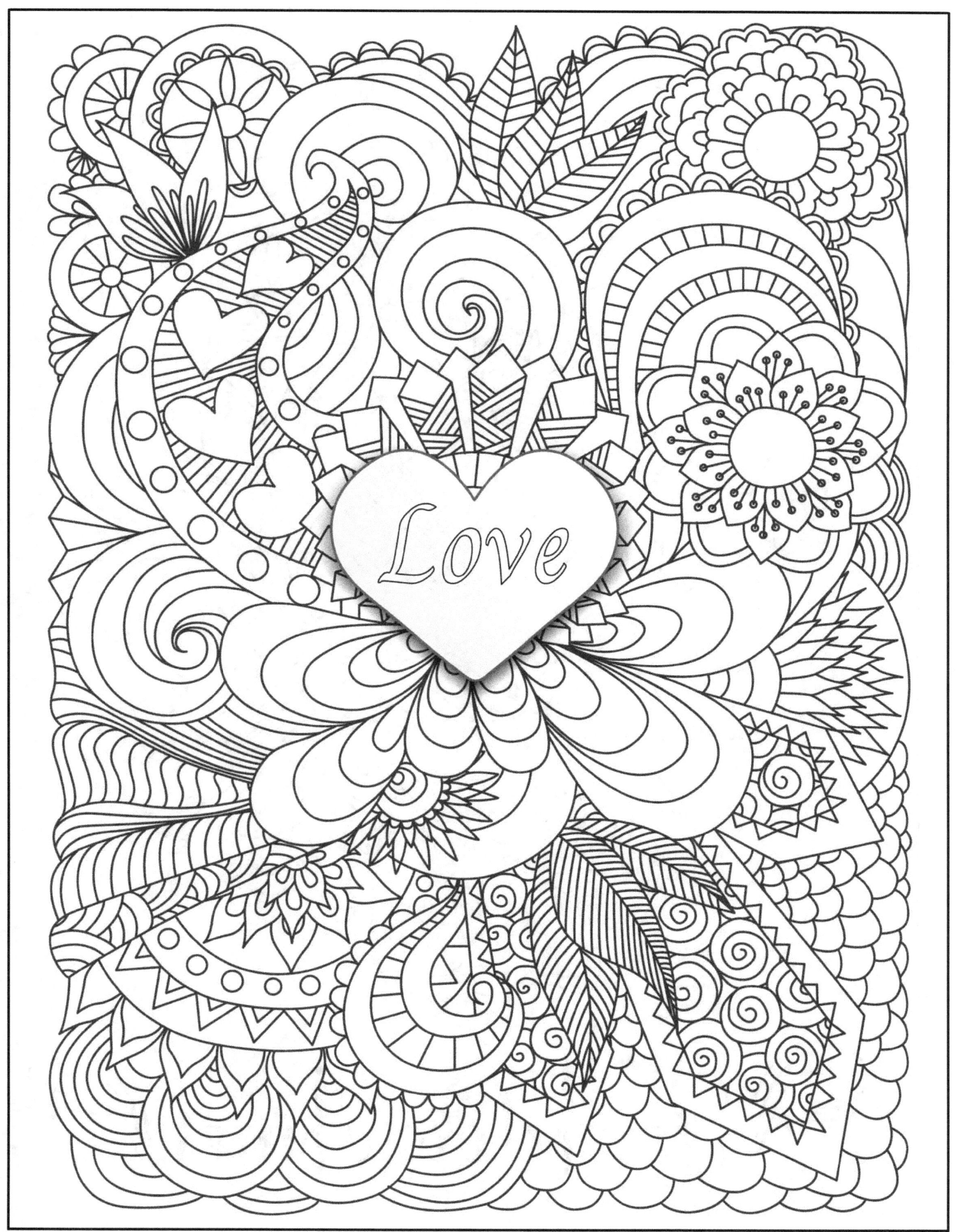

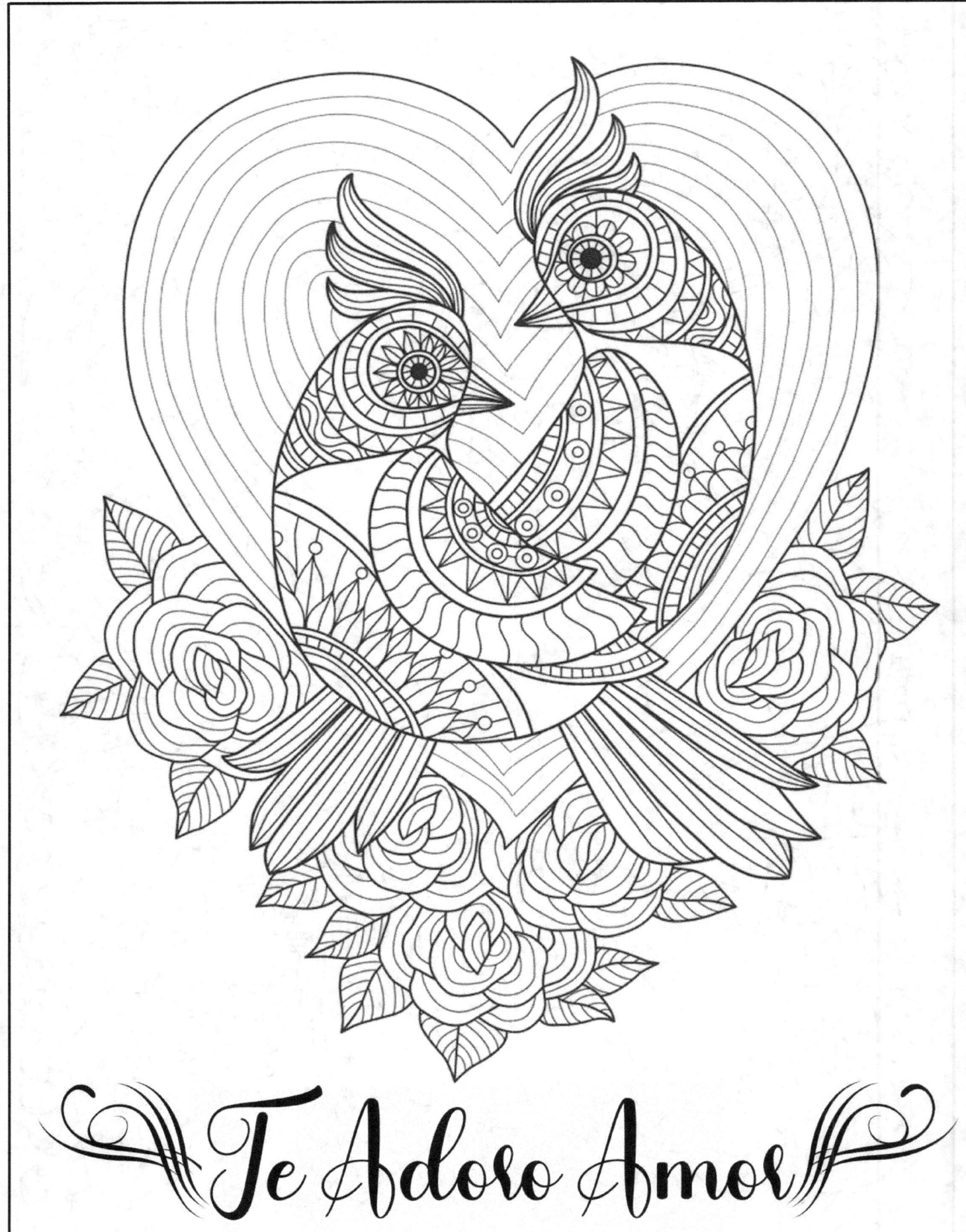

Te Adoro Amor

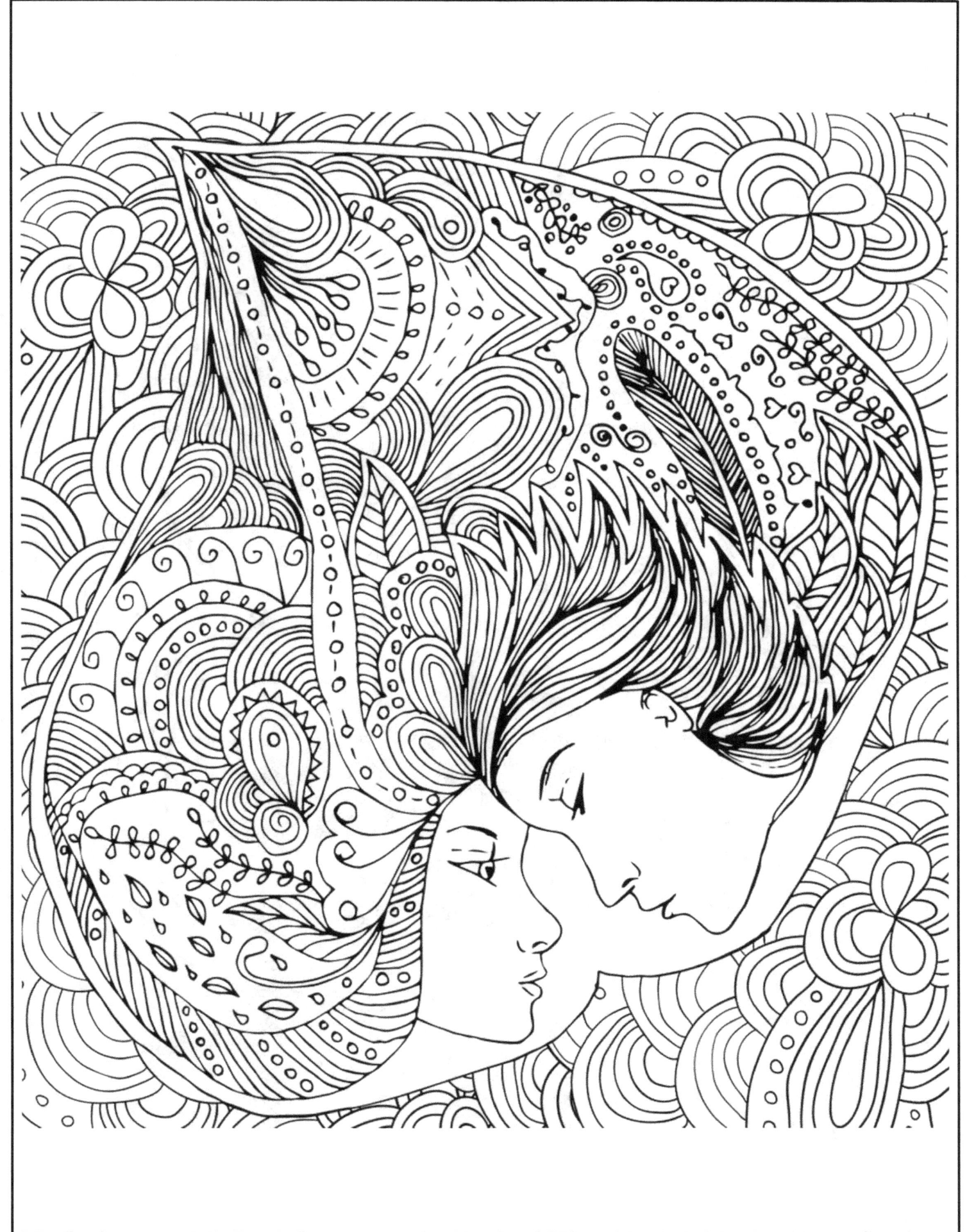

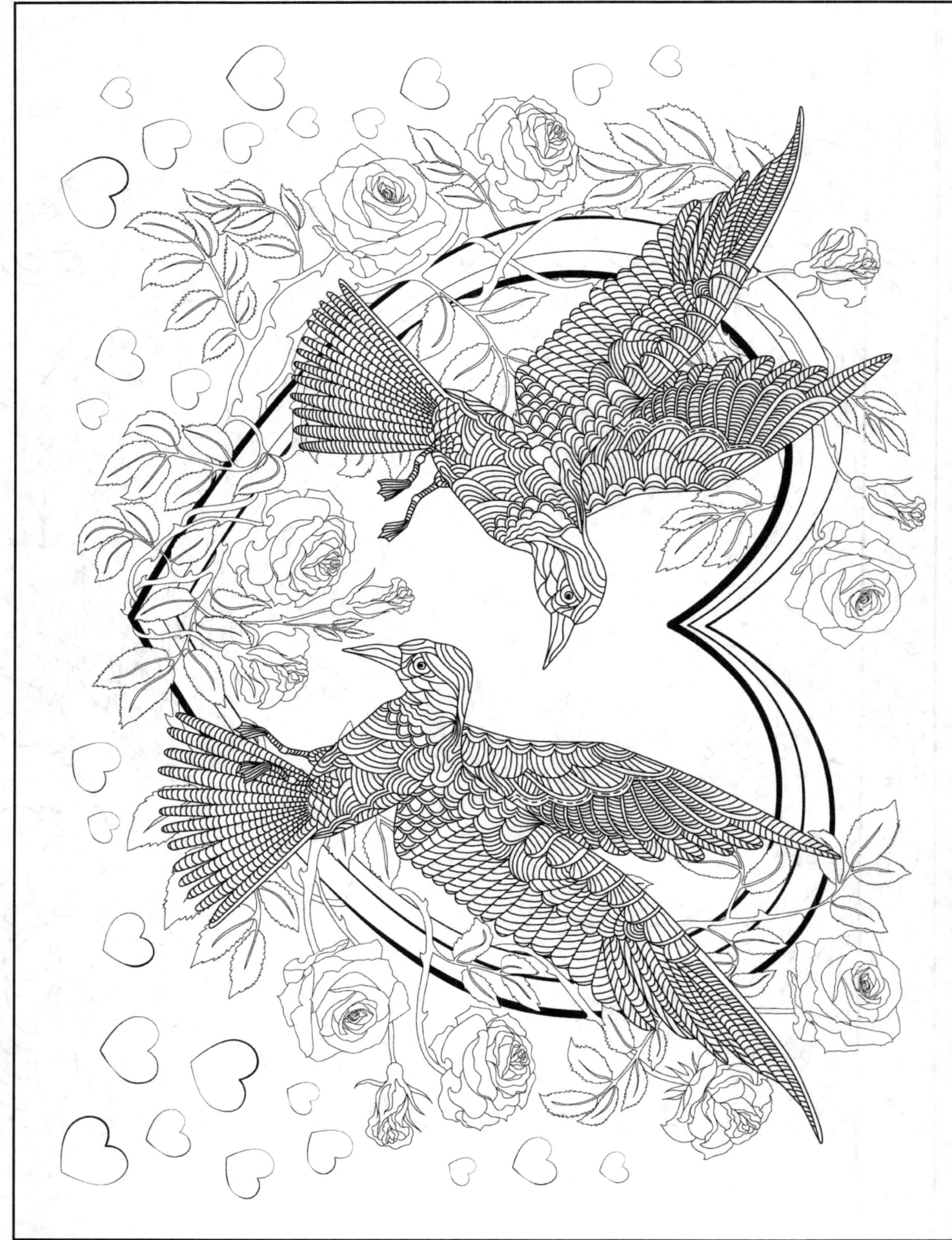

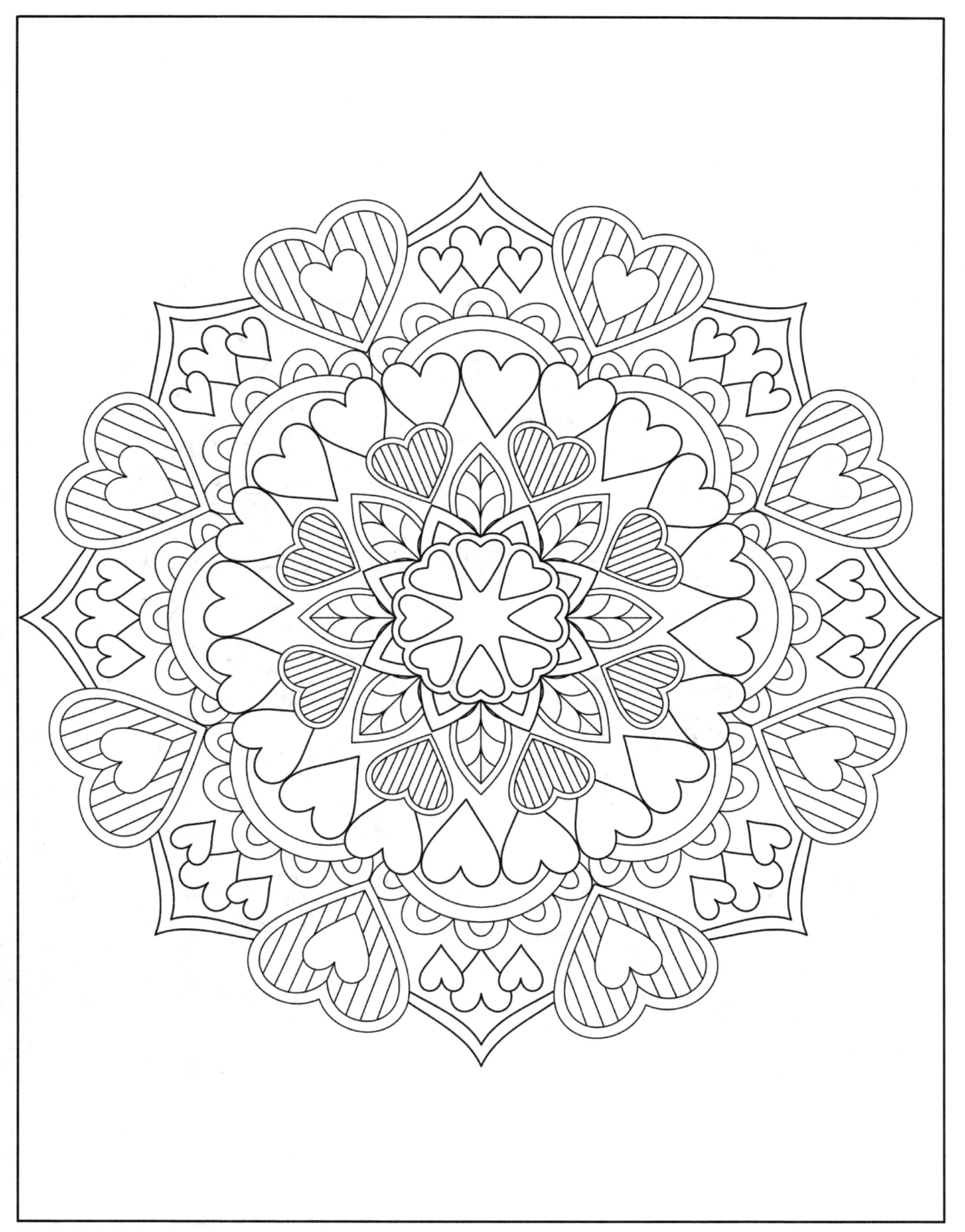

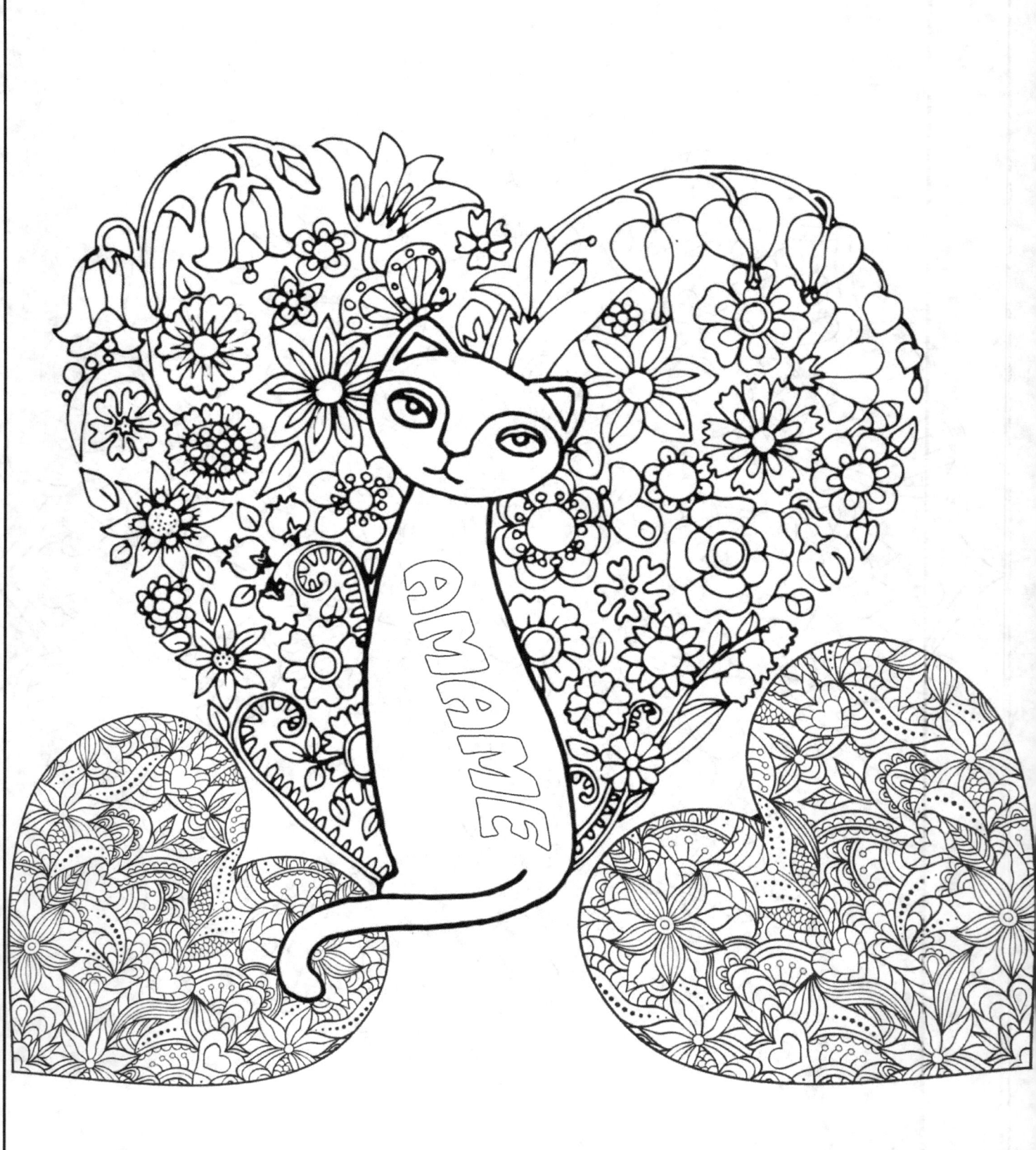

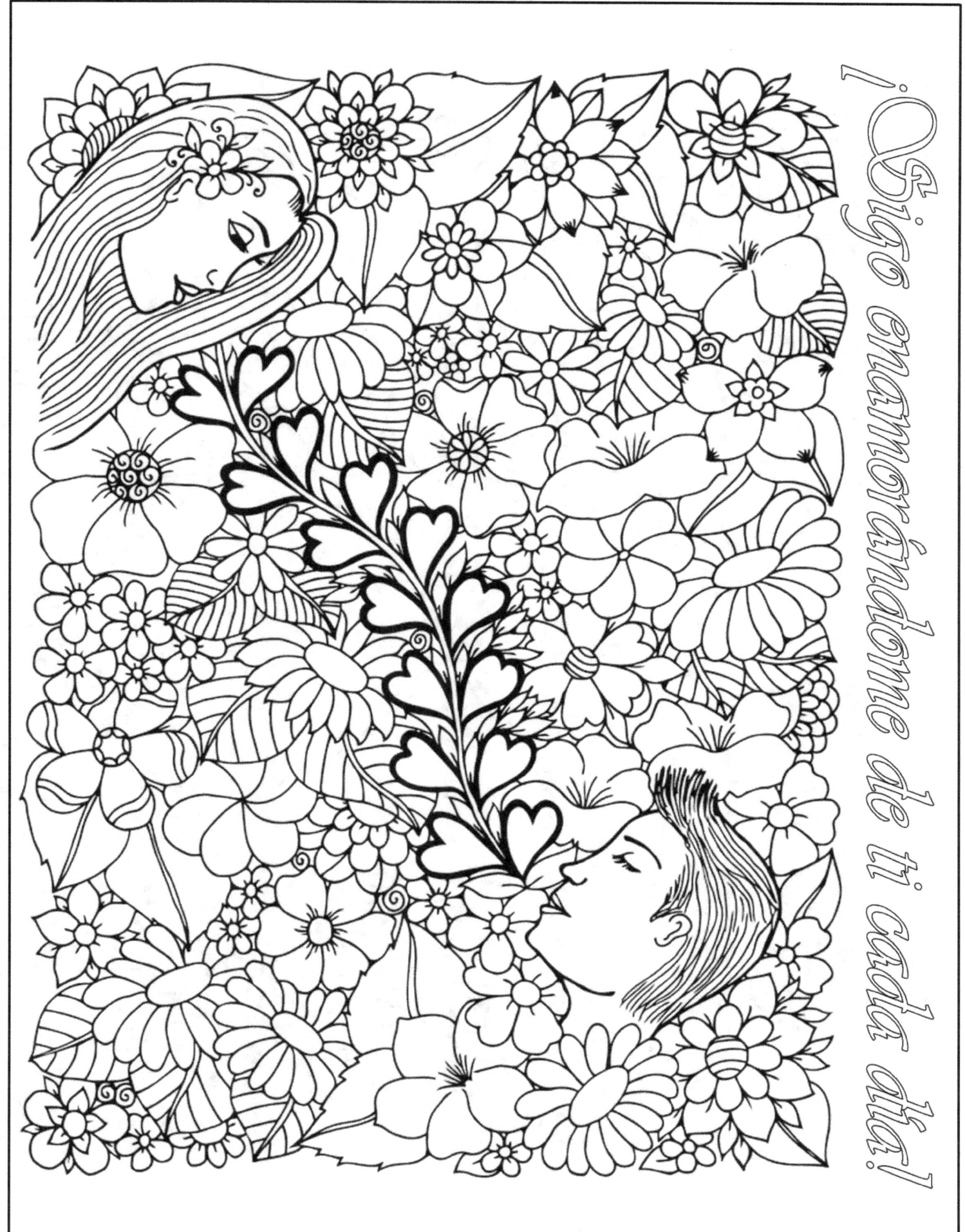

¡Sigo enamorándome de ti cada día!

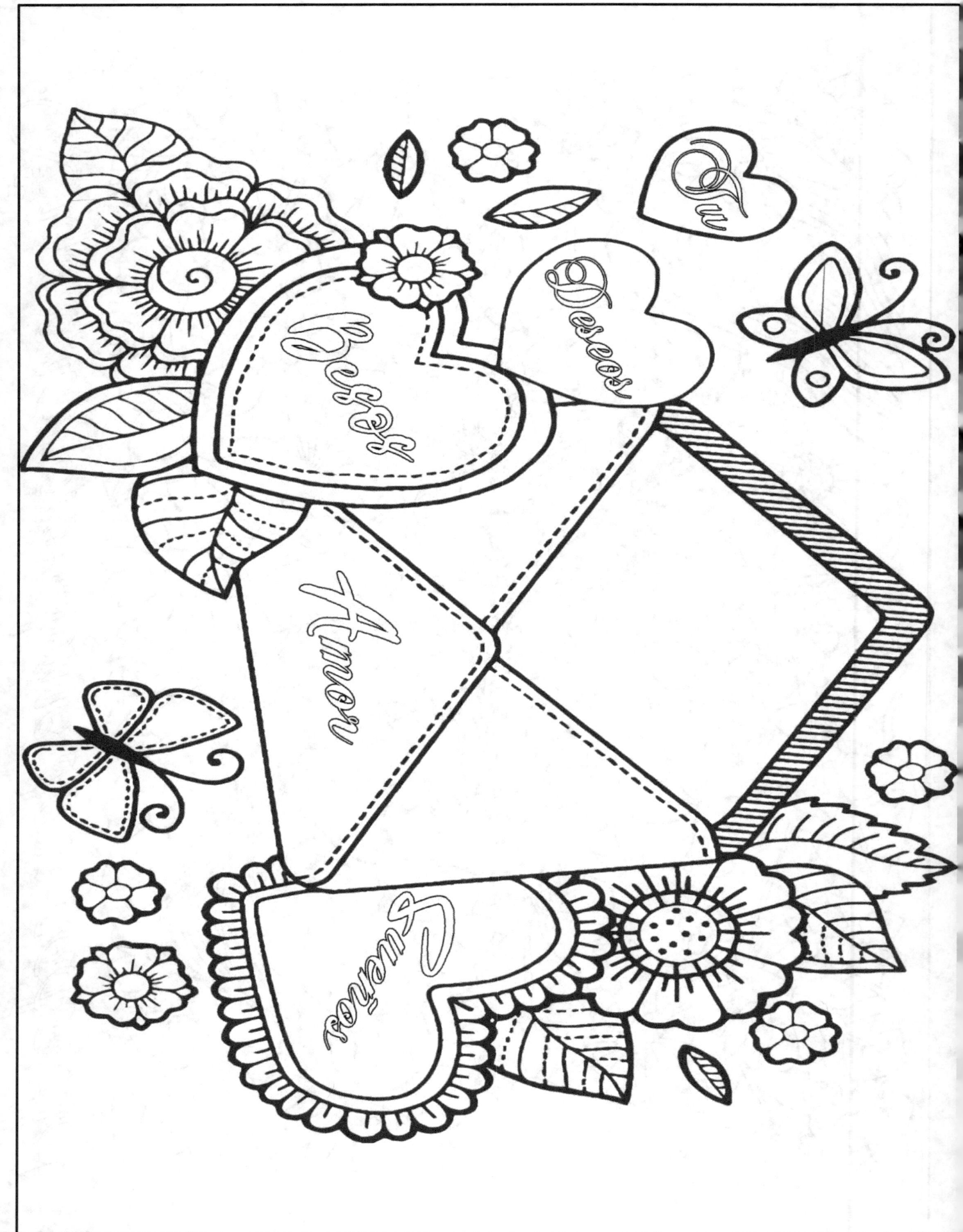

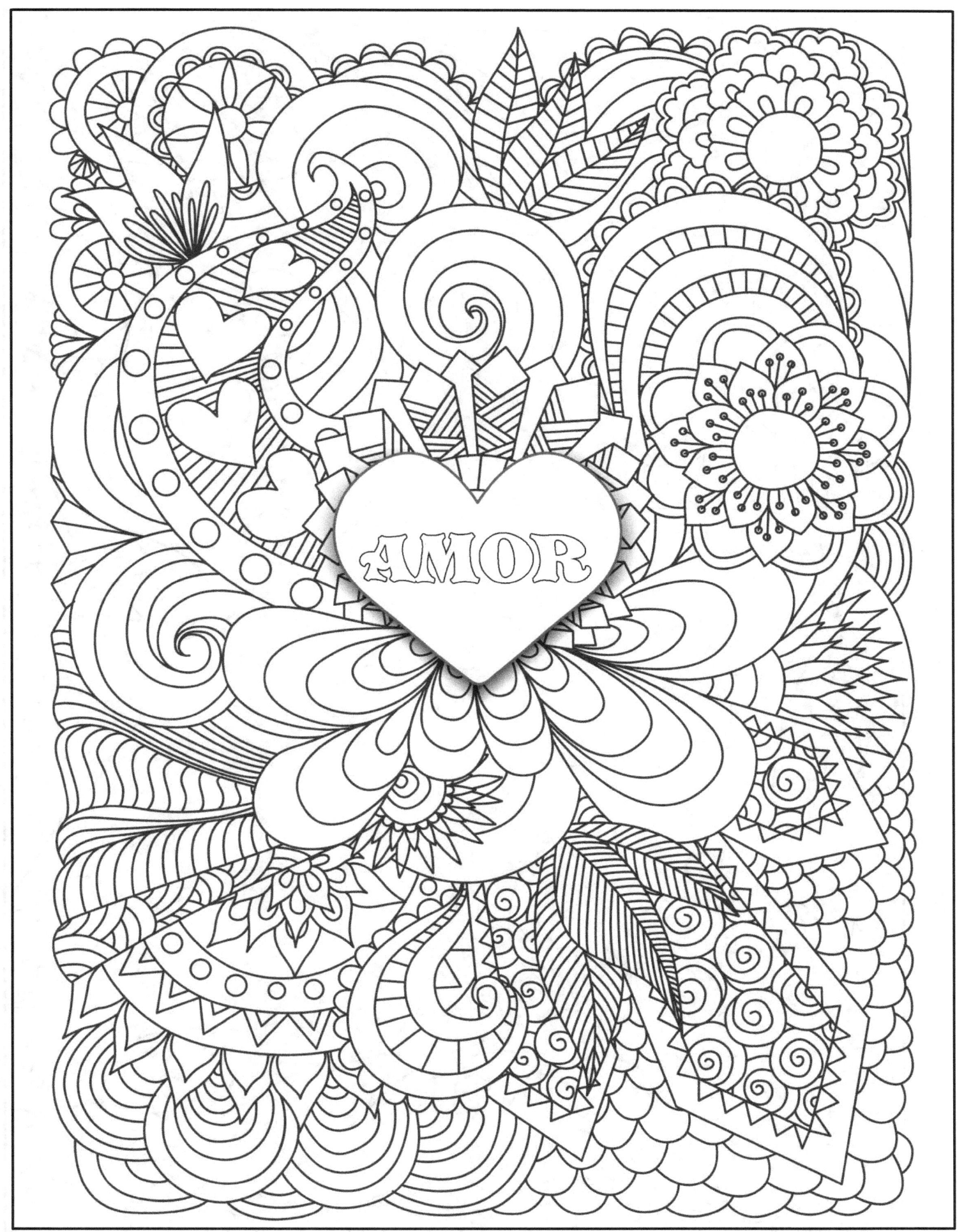

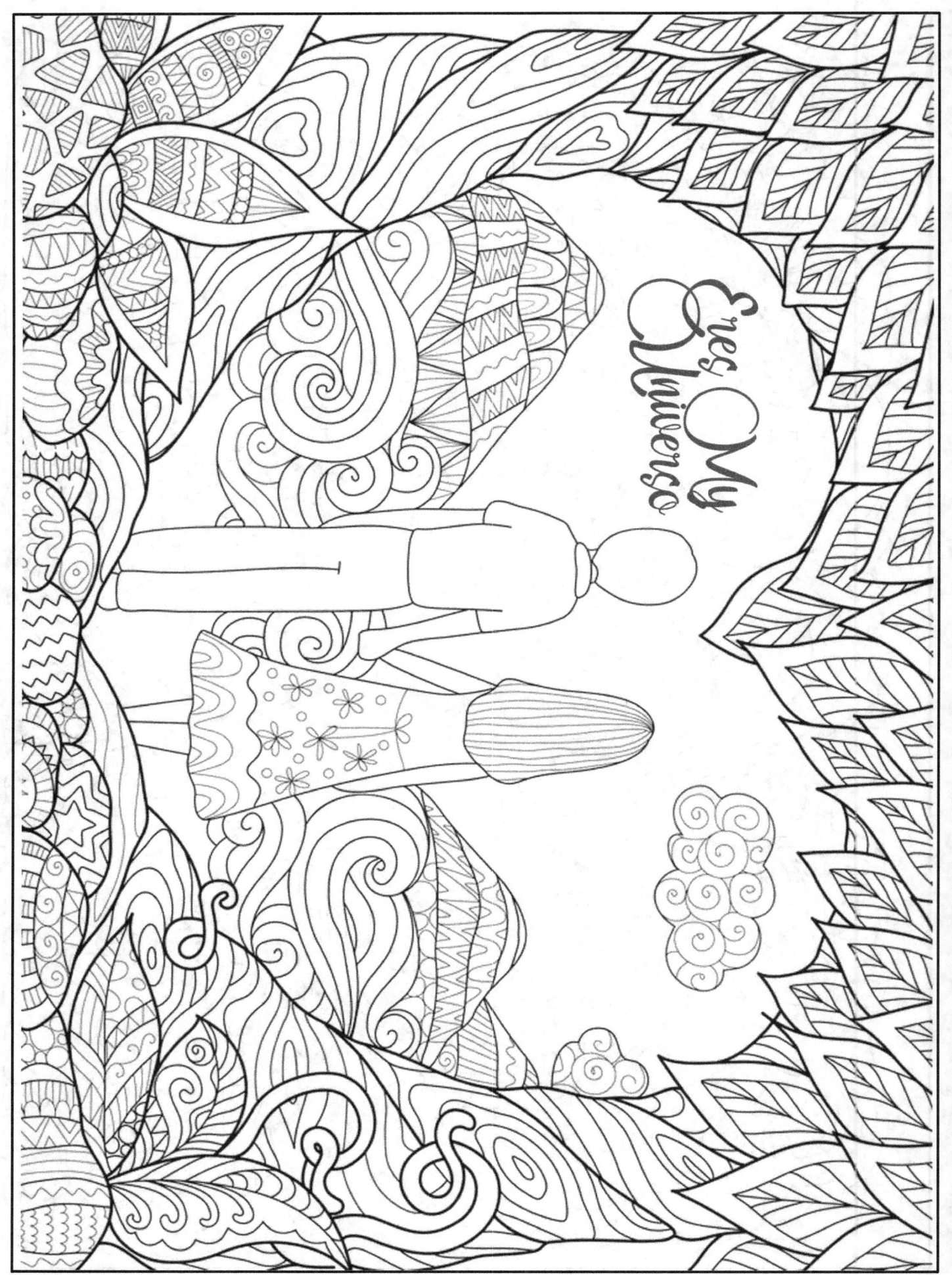

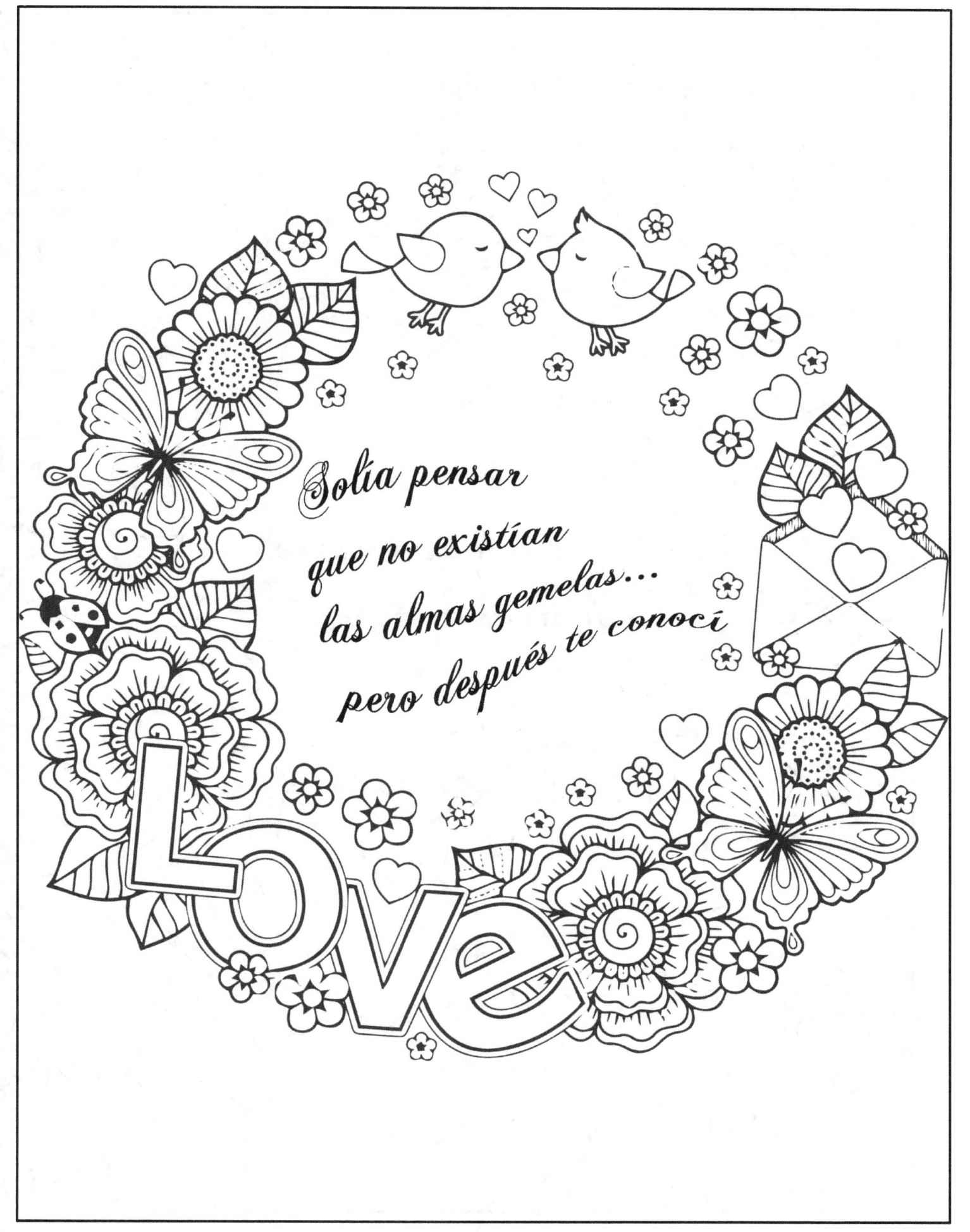

Solía pensar
que no existían
las almas gemelas…
pero después te conocí

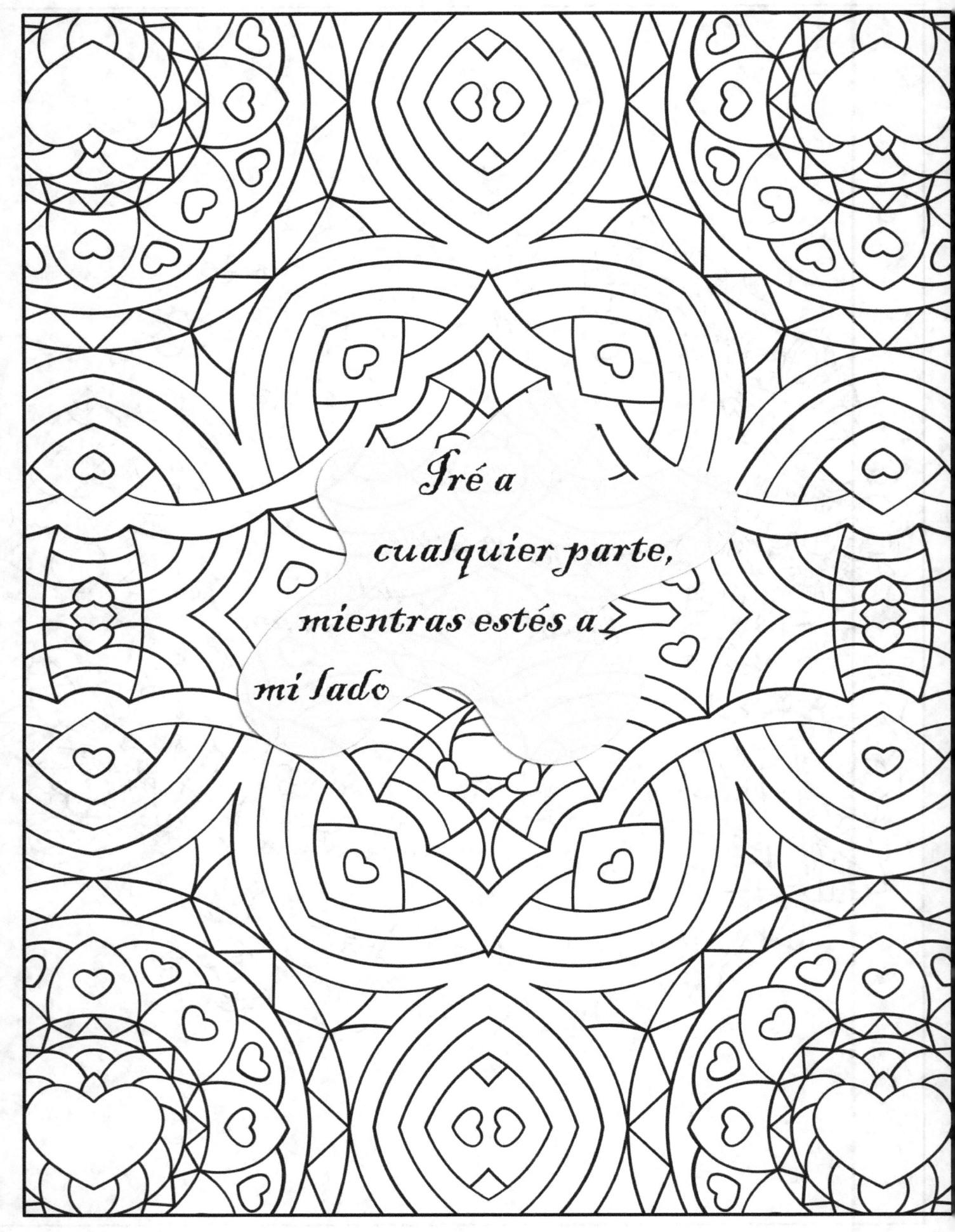

Iré a cualquier parte, mientras estés a mi lado

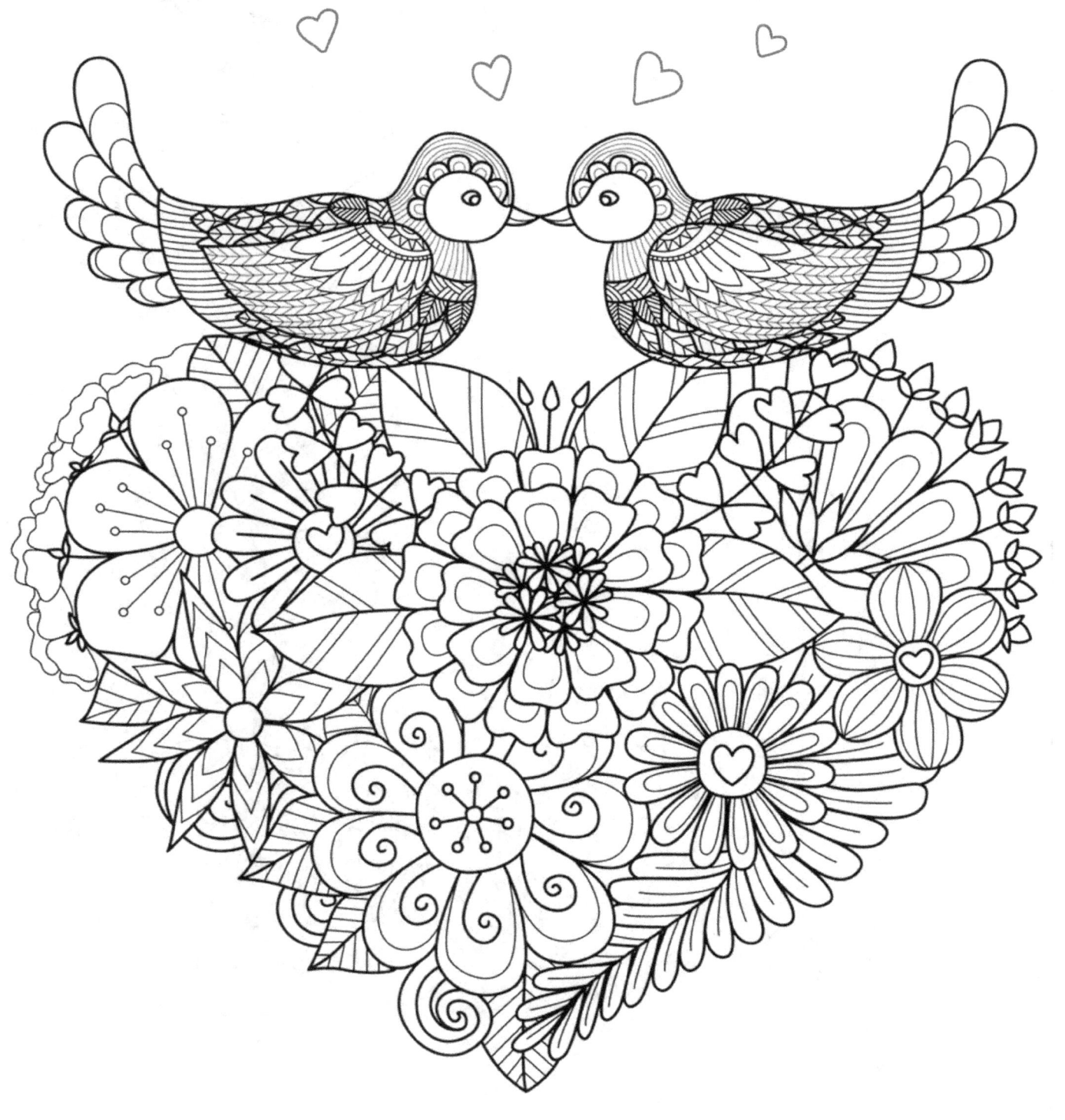

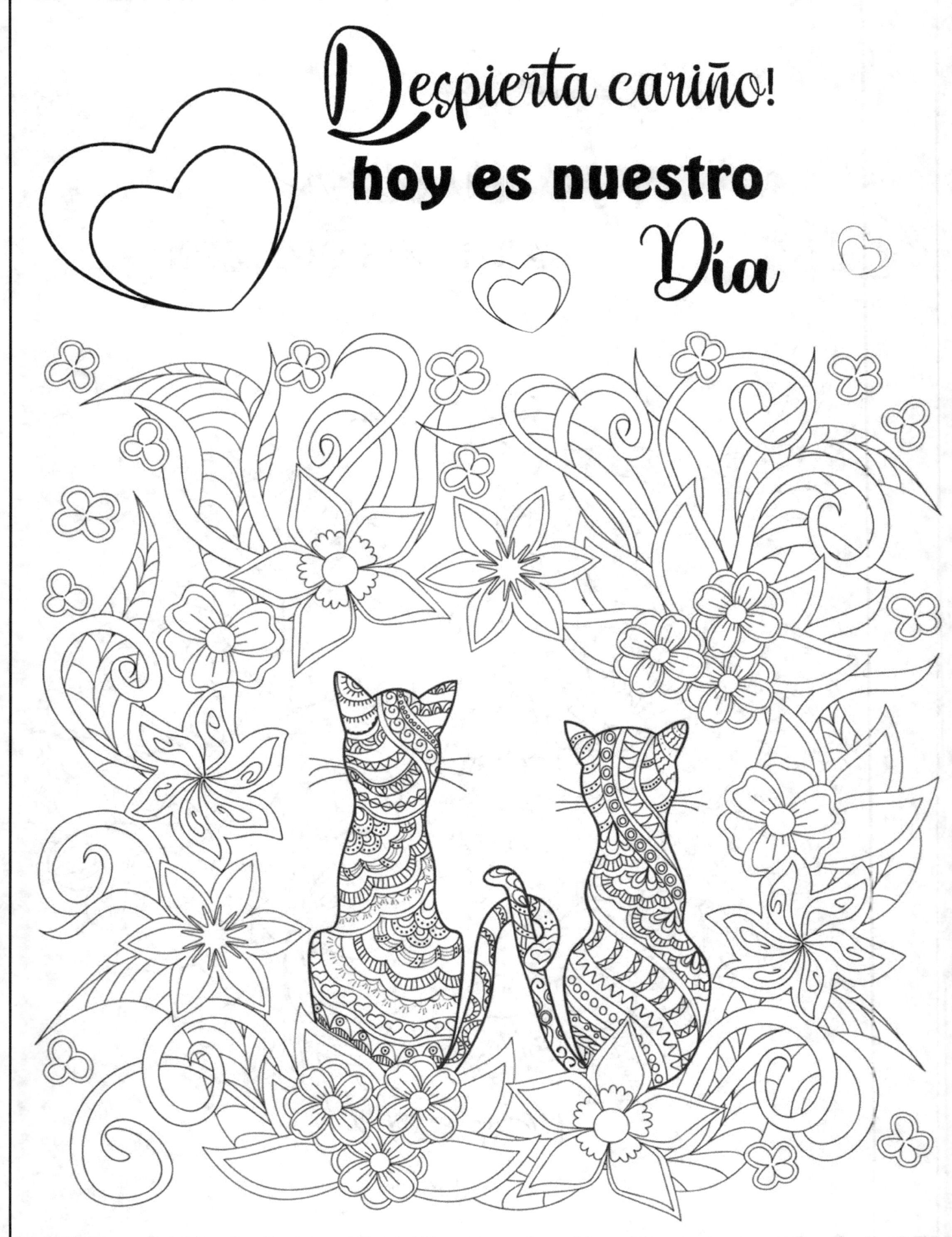

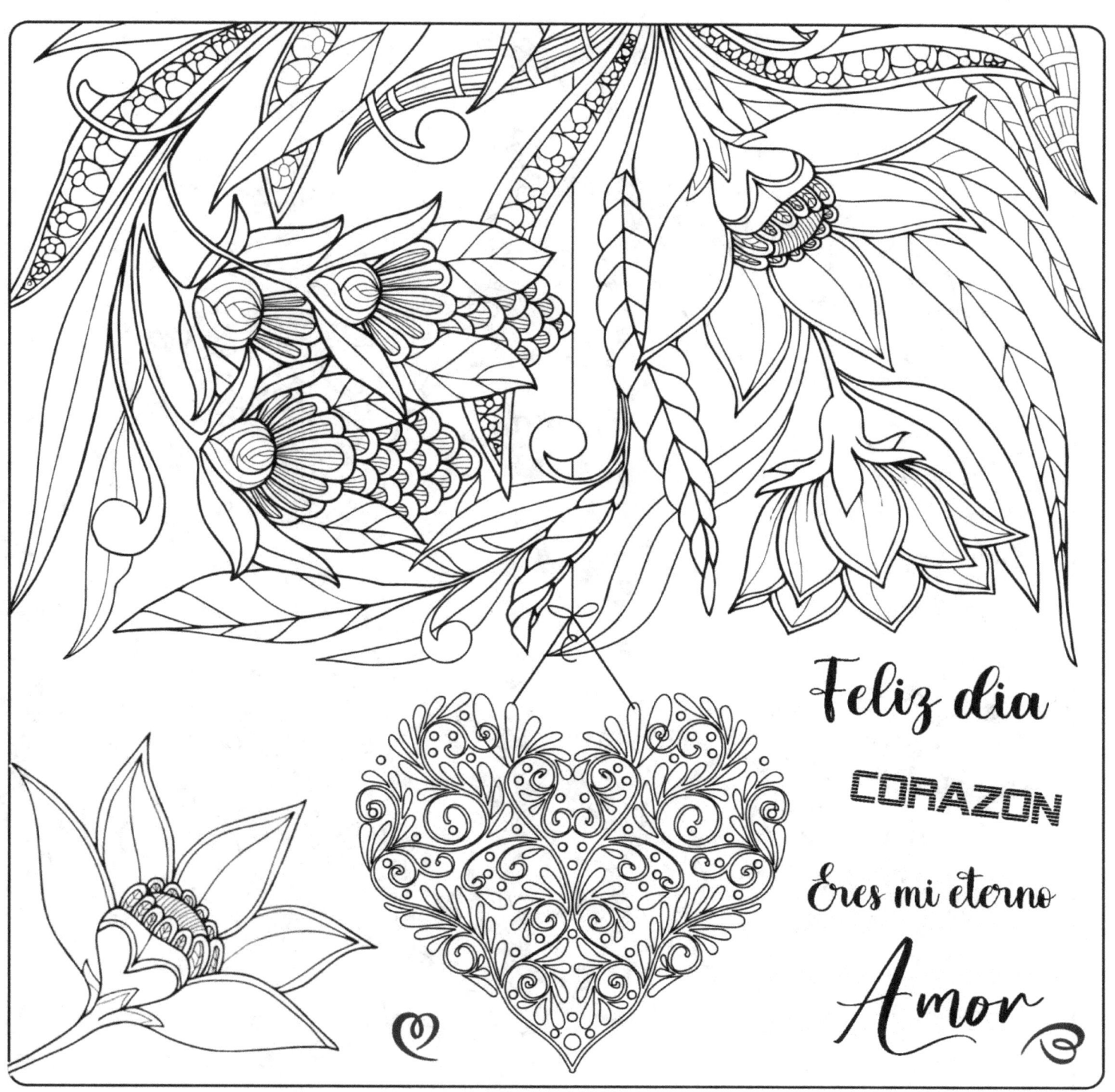

Feliz dia
CORAZON
Eres mi eterno
Amor

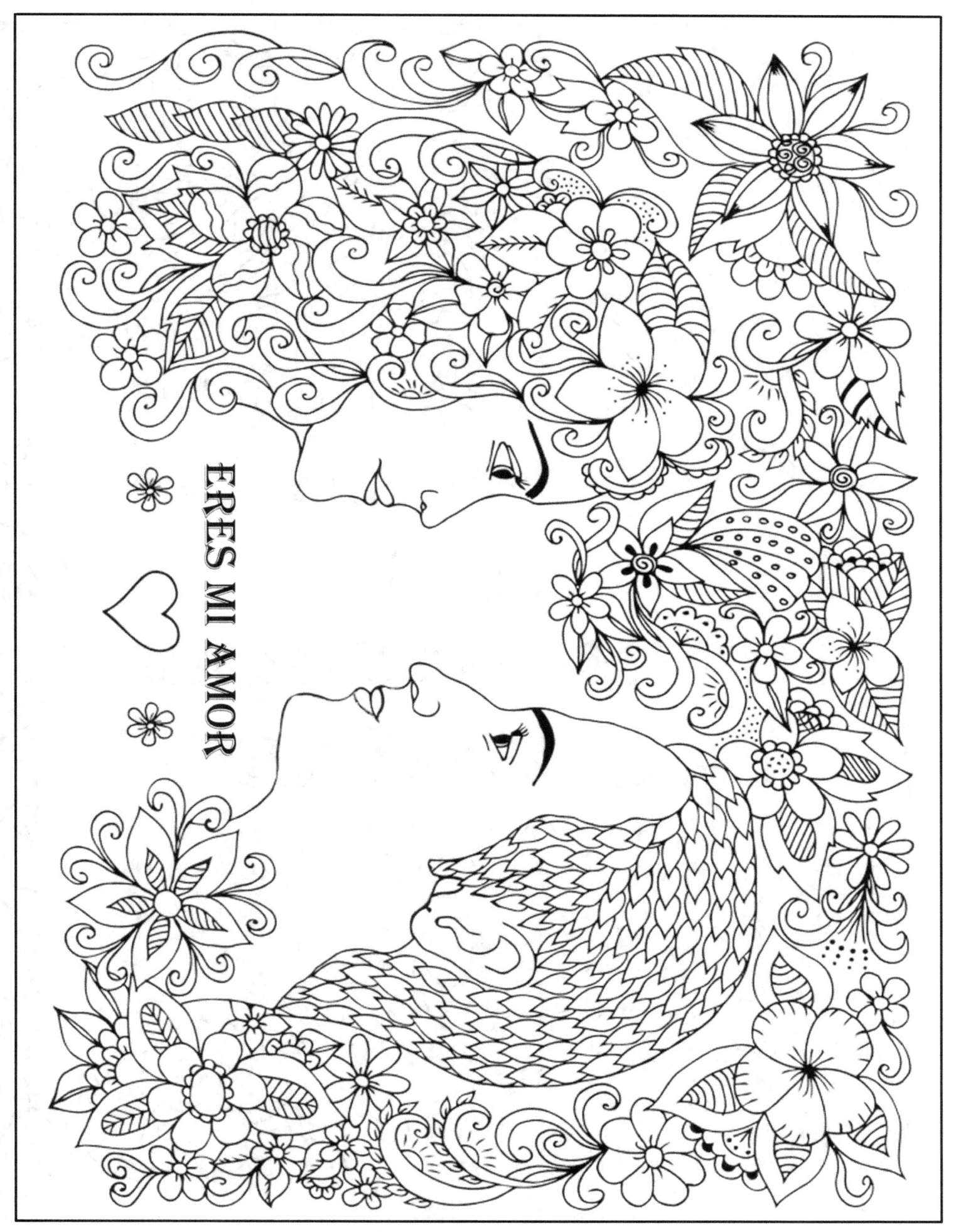

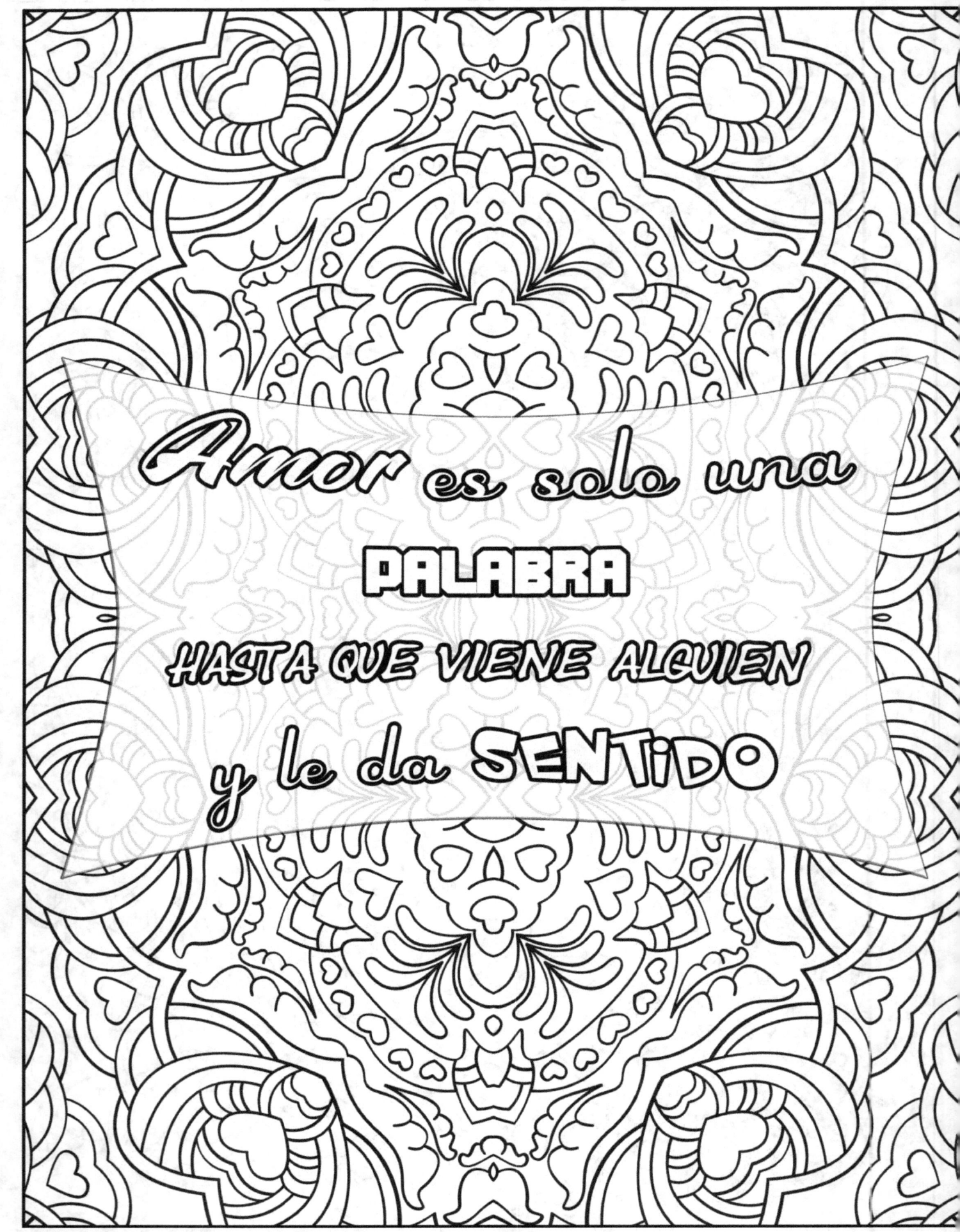

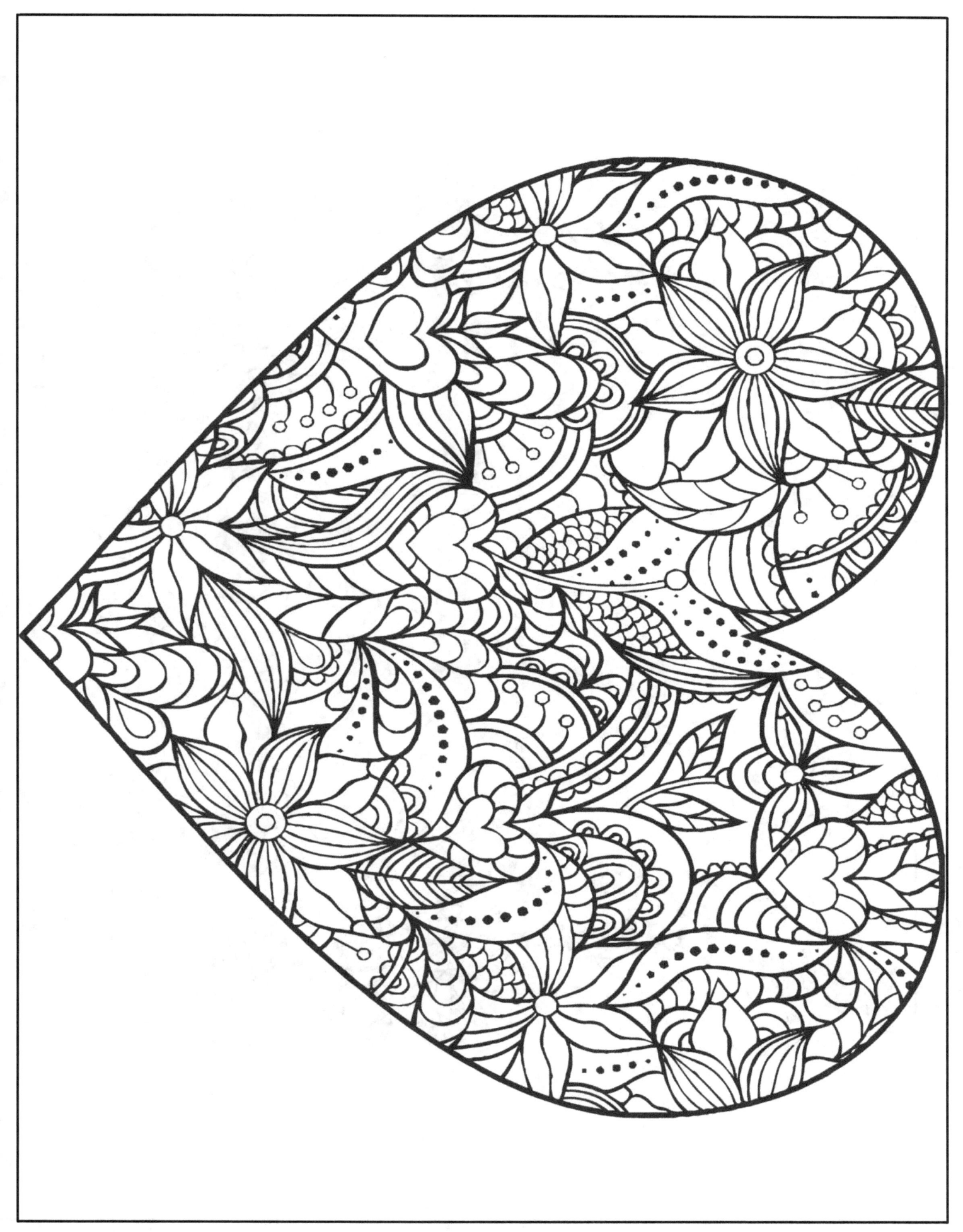

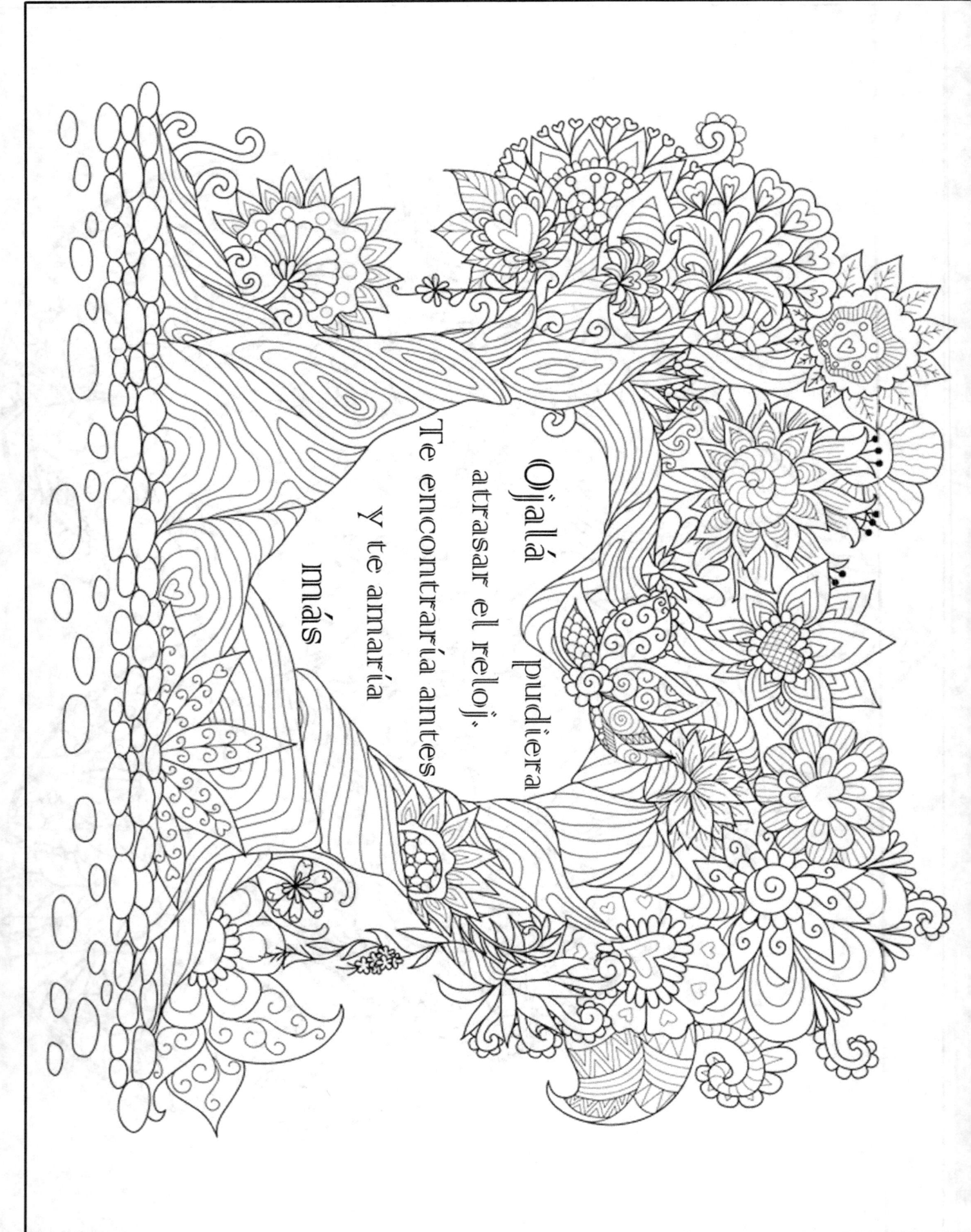

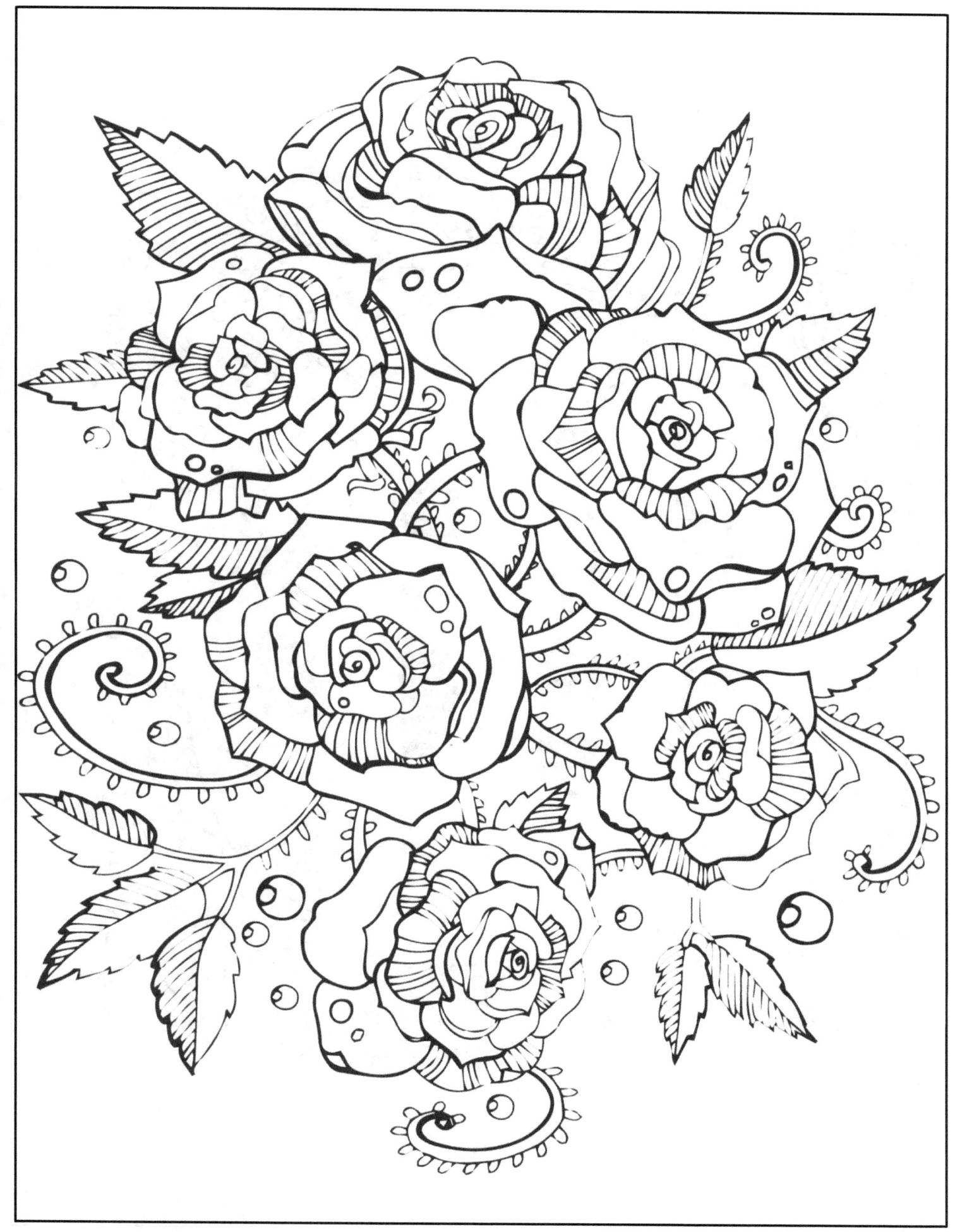

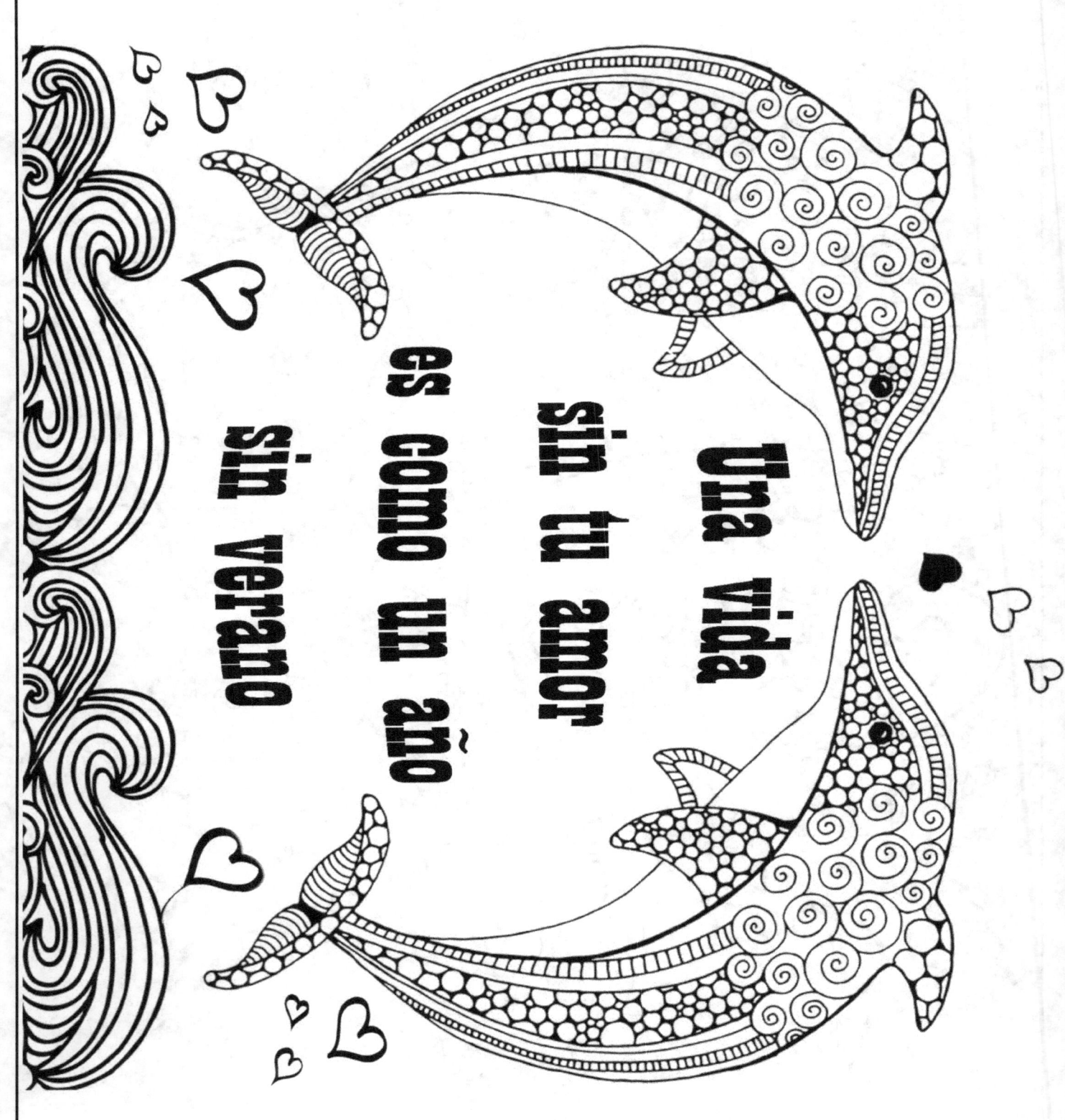

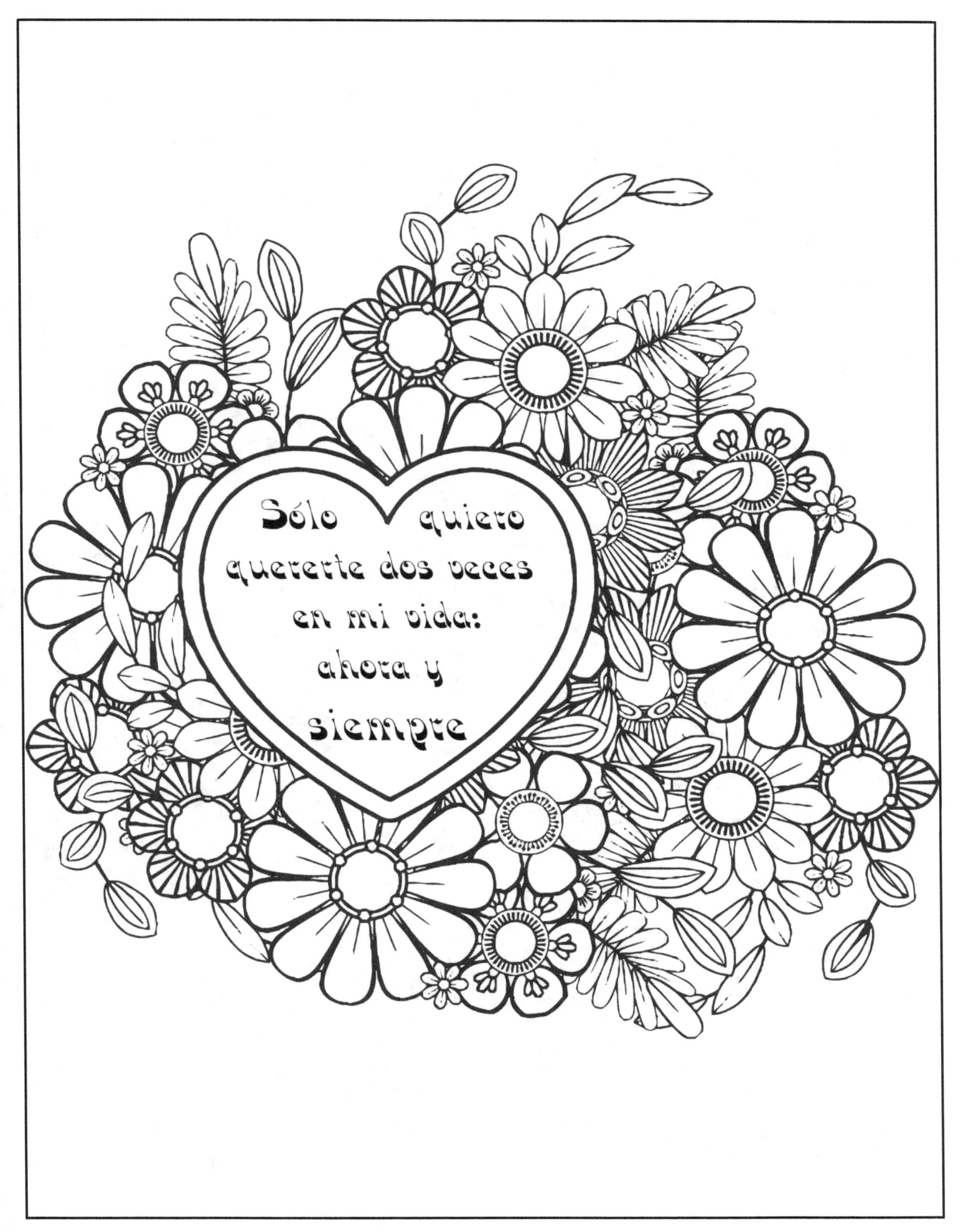

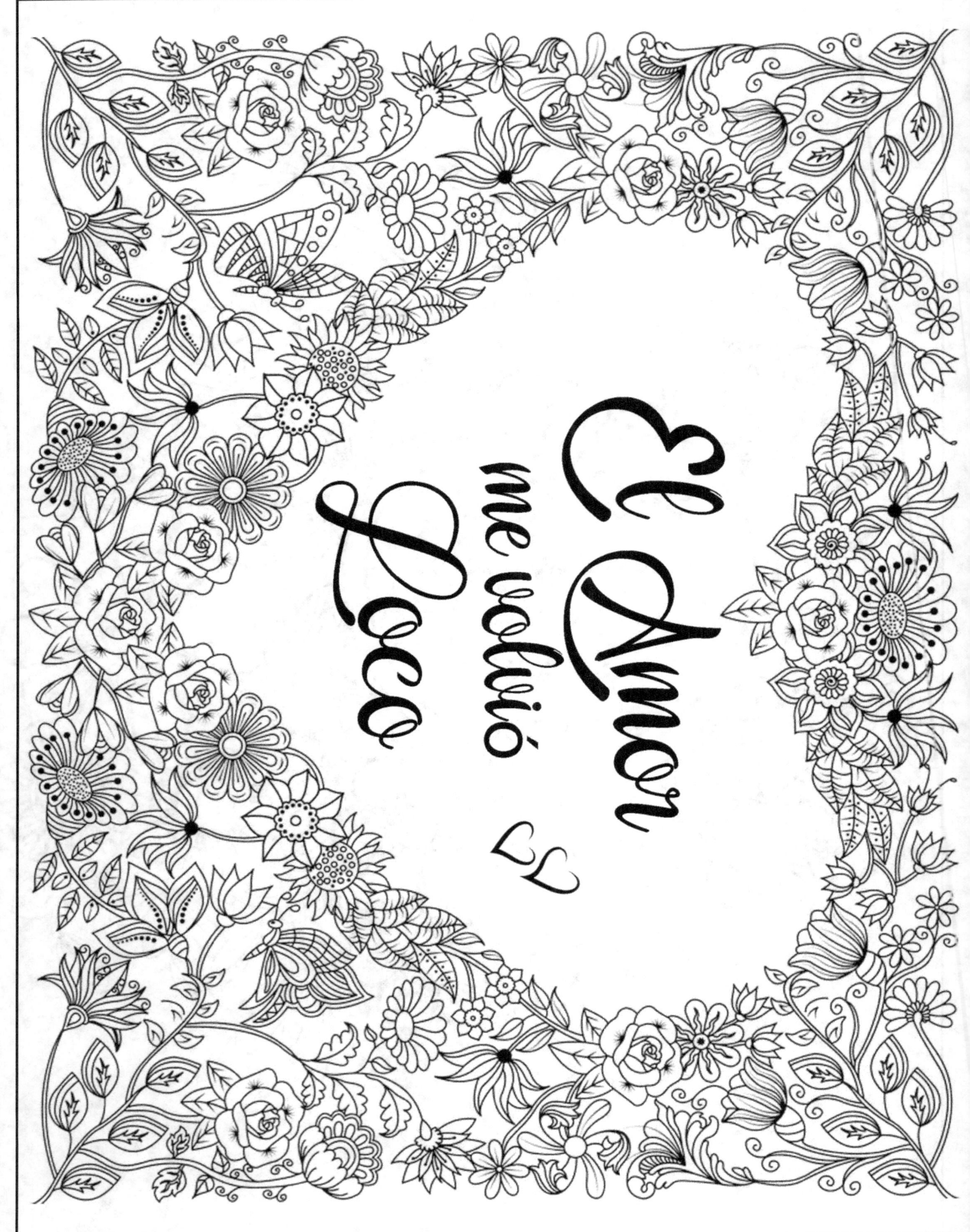

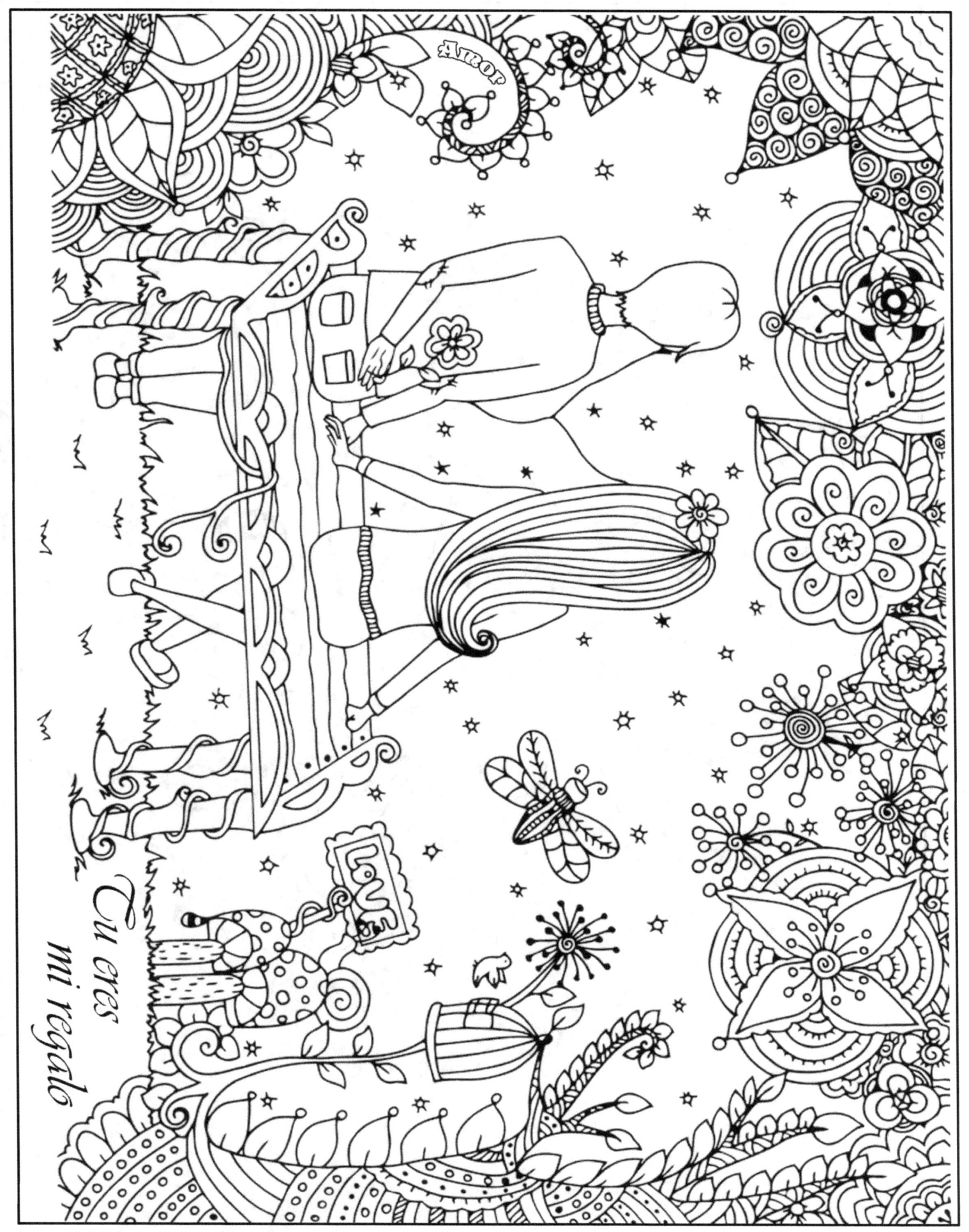

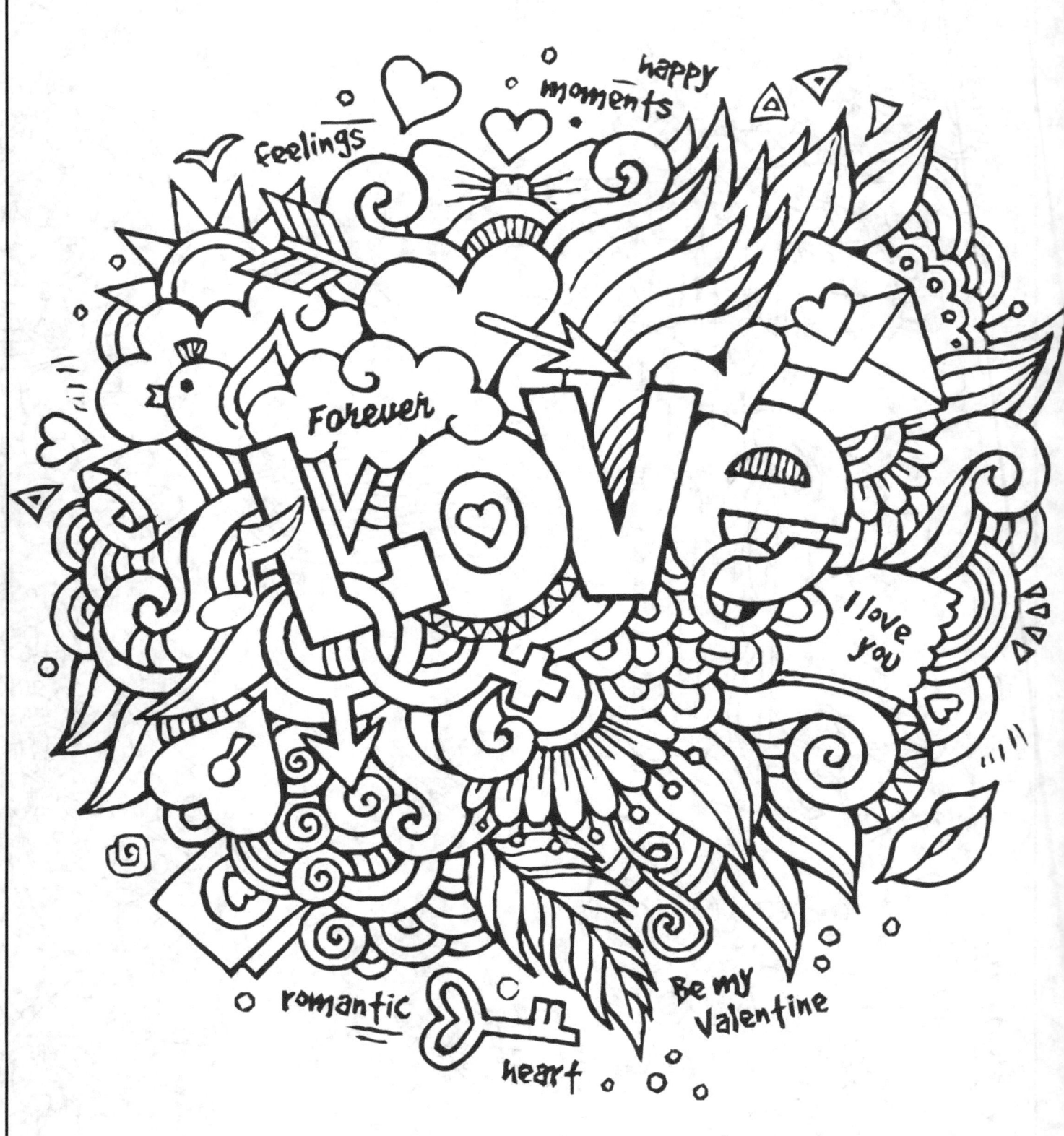

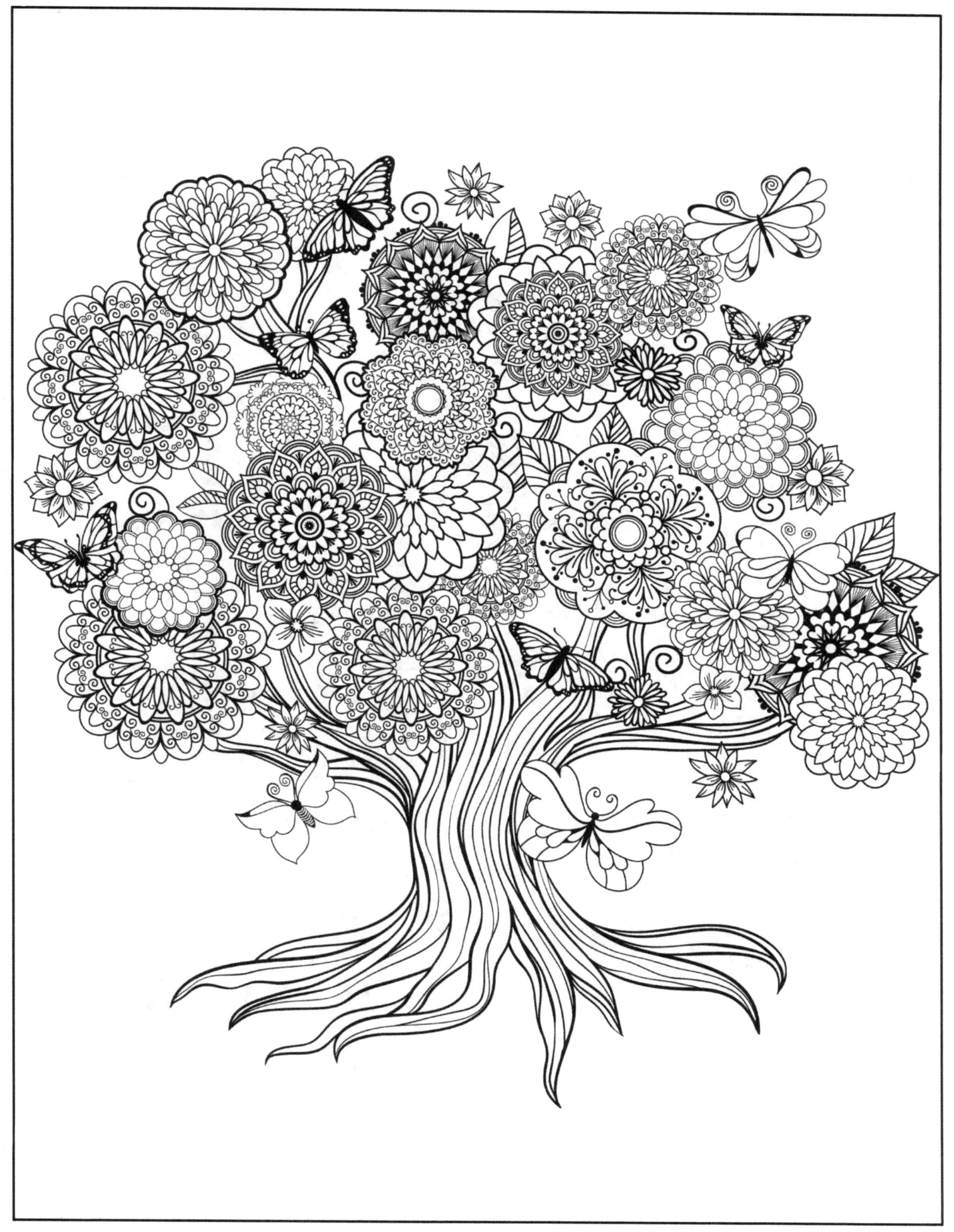

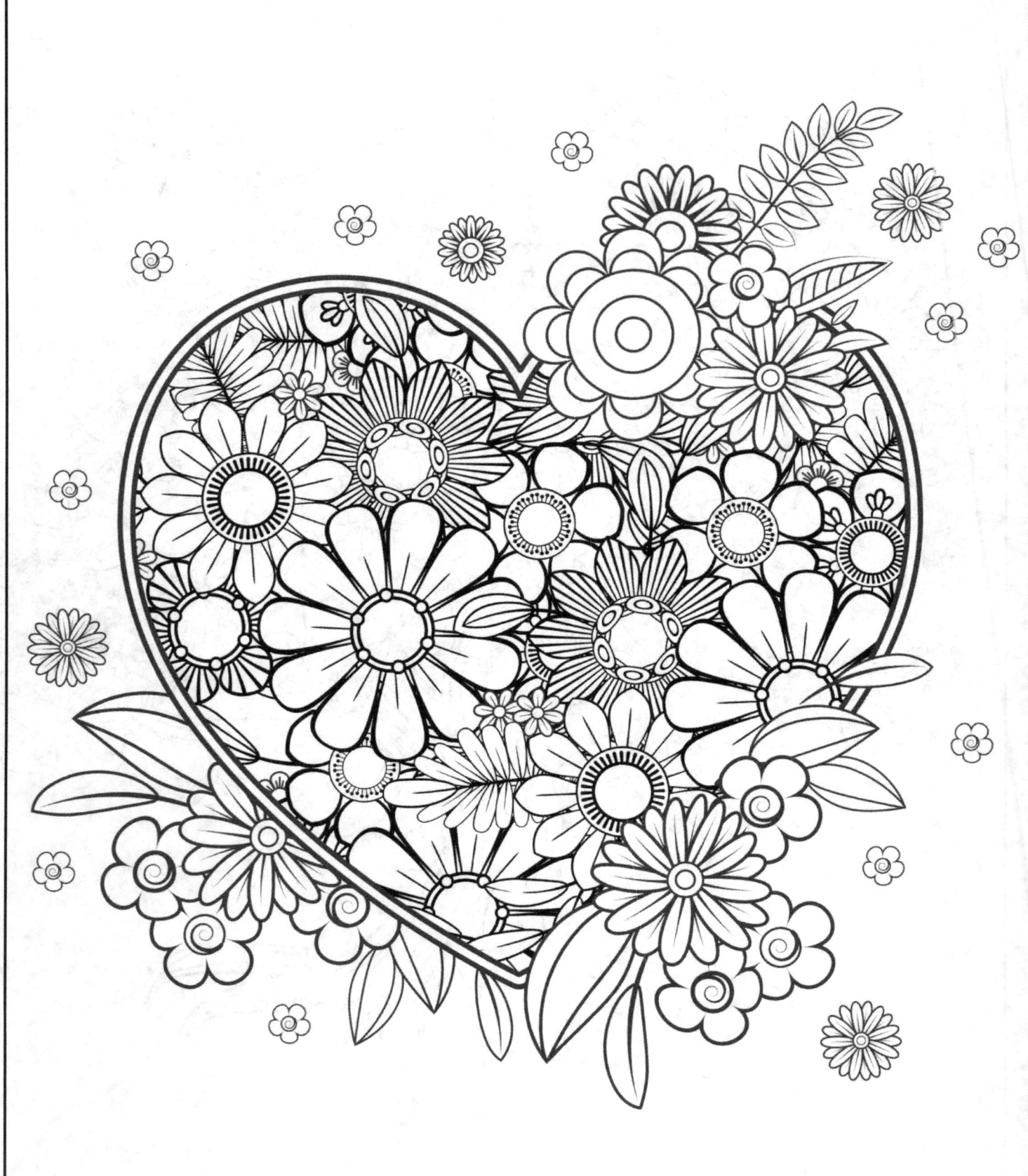

Gracias por elegir Ryan Avas@

Todos nuestros libros se realizan cuidando todos los detalles que puedan agradarles, tratando de ofrecer diversión y calidad. Deseamos que nuestros libros les aporten relajación, bienestar, y un tiempo de ocio que alivie el estrés del día a día. Esperamos cumplir con sus expectativas.

No olvide dejarnos su opinión si le ha gustado,

¡SE LO AGRADECEMOS!

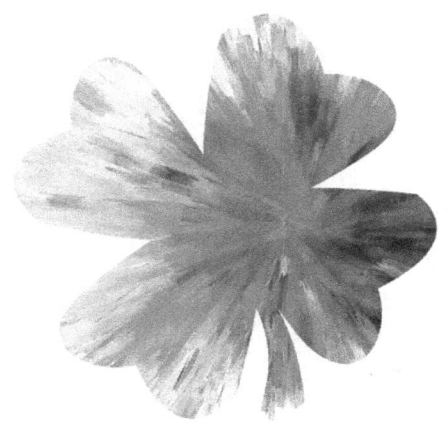